Volker Sutor · Saskia Kayser

Der kleine Hüft-Coach

Die besten Übungen bei Beschwerden in Hüftgelenk, Muskeln und Sehnen

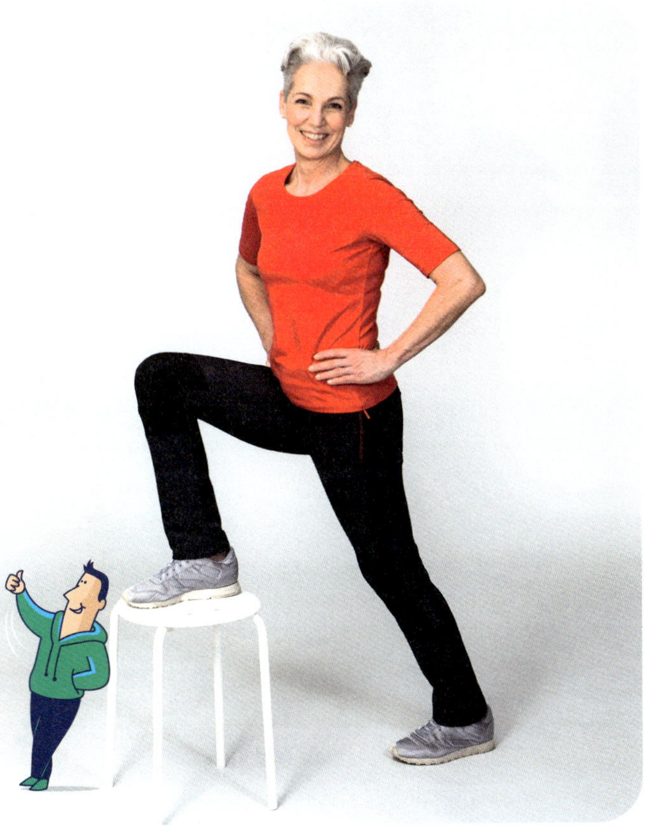

TRIAS

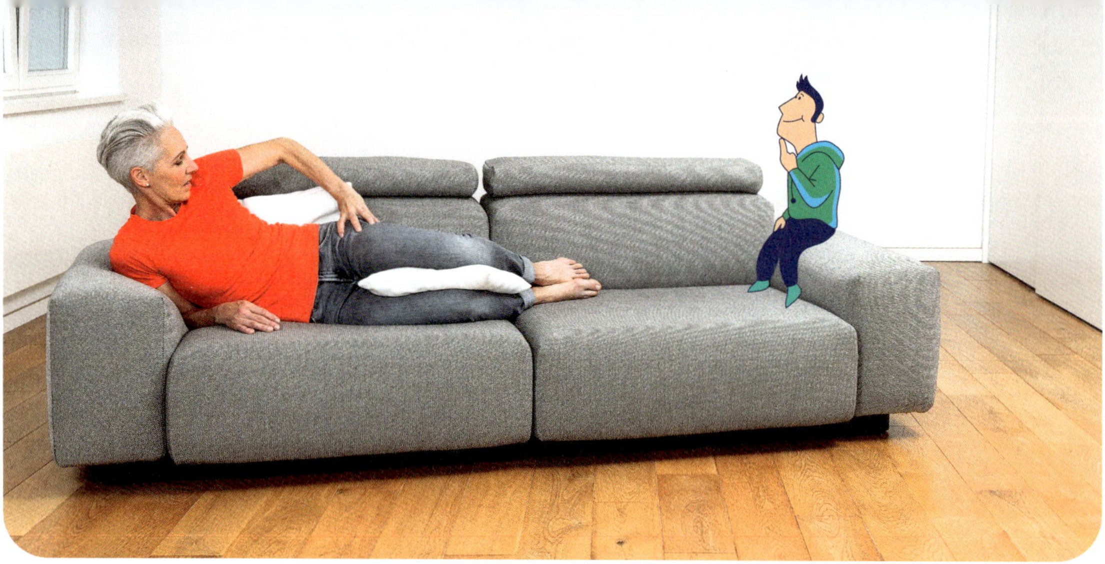

Sutor · Kayser

Der kleine Hüft-Coach

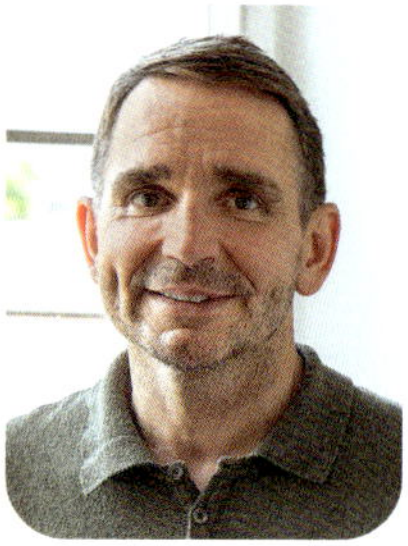

Volker Sutor ist Sport- und Physiotherapeut. Er ist Inhaber der Therapiezentren »Gesundheitsrondell« (gesundheitsrondell.de) und lebt in Cleebronn. Als Mitbegründer der Weiterbildungsfirma DIGOTOR (Fortbildungen für Orthopädische Medizin und Manuelle Therapie) unterrichtet er seit über 20 Jahren Therapeuten und Ärzte im In- und Ausland (www.digotor.info).

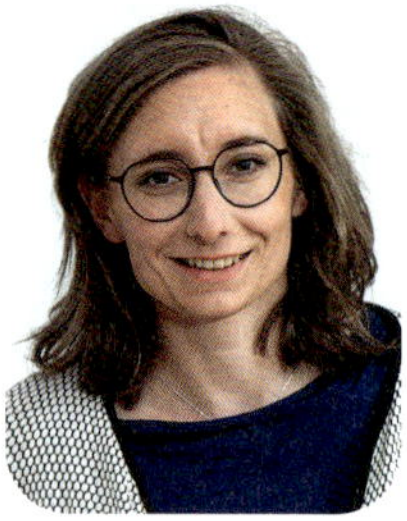

Saskia Kayser ist Physiotherapeutin und arbeitet im Therapiezentrum »Gesundheitsrondell« am Standort Brackenheim. Dort betreut sie schwerpunktmäßig Patienten aus dem orthopädischen, sportphysiotherapeutischen und neurologischen Bereich. In der Gesellschaft für Knorpelregeneration und Gelenkerhalt setzt sie sich für gelenkerhaltende Behandlungsstrategien ein und schreibt Artikel für die Fachzeitschrift physiopraxis.

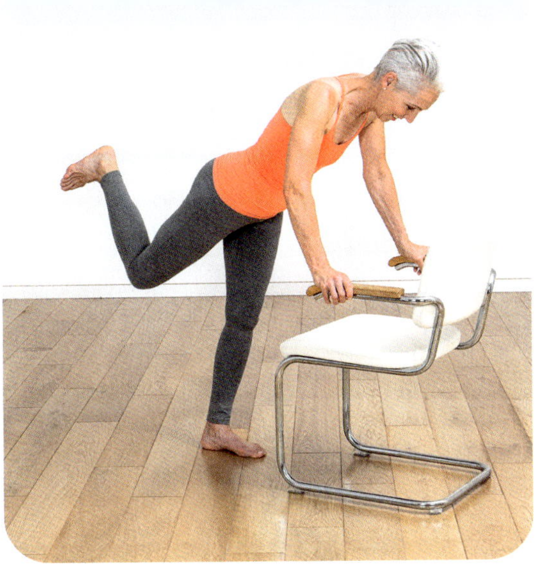

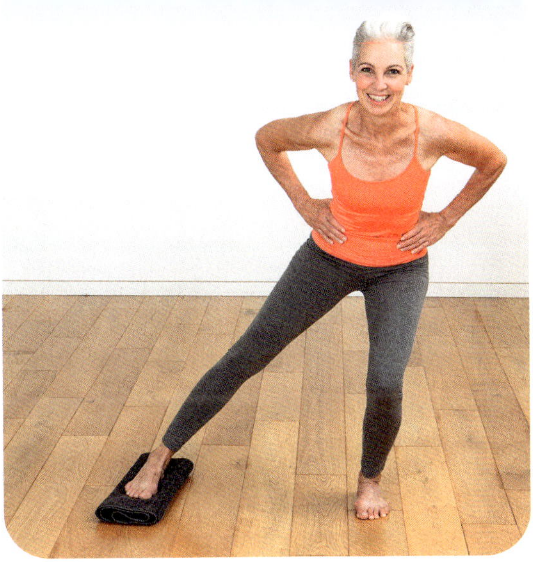

Exkurse

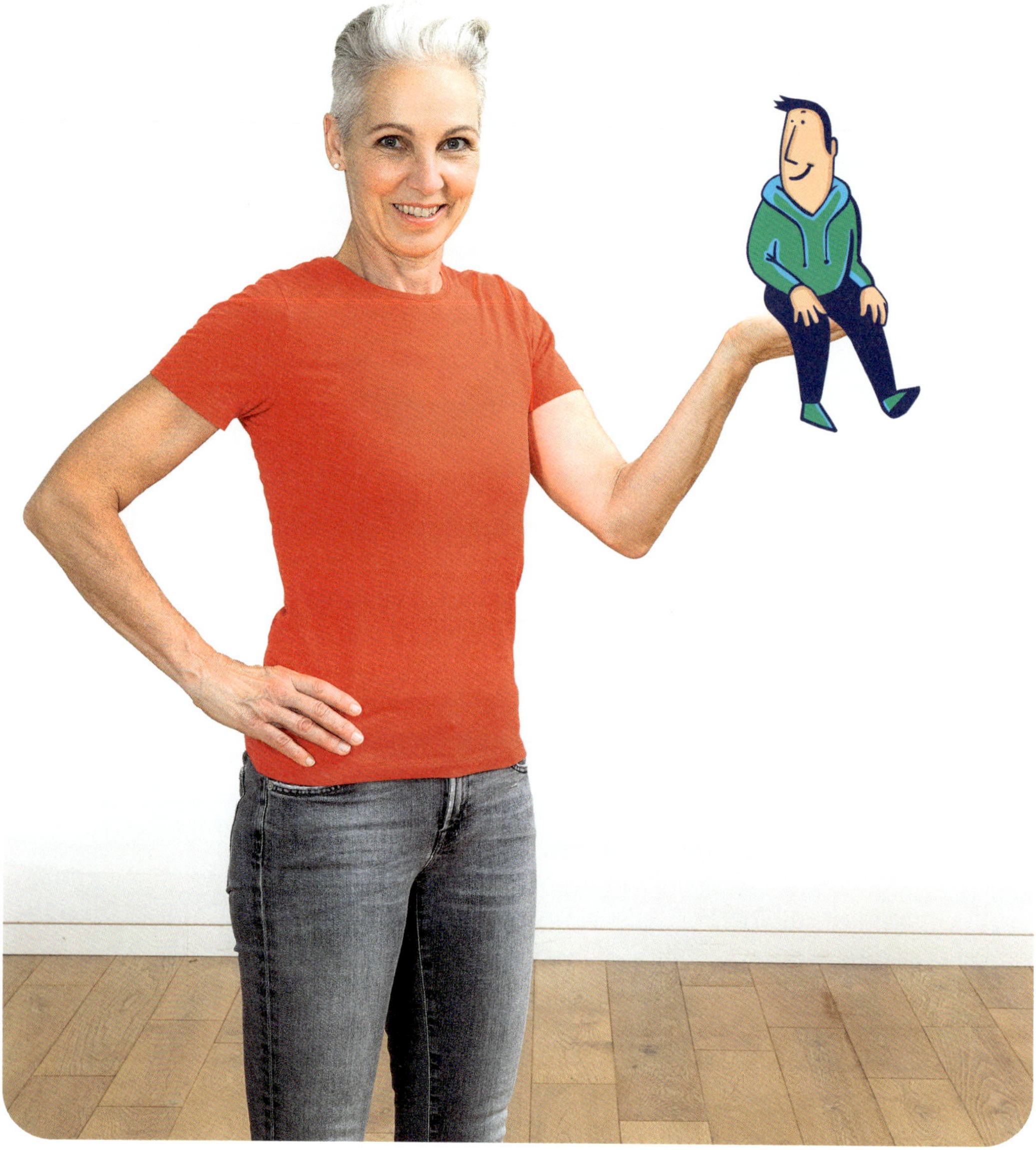

Liebe Leserin, lieber Leser,

egal, ob wir gehen, laufen, springen, uns anziehen oder aufstehen möchten – wir brauchen unsere Hüfte ständig. Viele Menschen in allen Altersklassen kämpfen mit Hüftproblemen. Der kleine Hüft-Coach unterstützt Sie durch wertvolle Tipps und Tricks dabei, Ihre Hüftschmerzen anzugehen. Patientinnen und Patienten, die sich auch selbst helfen können, zeigen in Untersuchungen eine höhere Zufriedenheit und bessere Ergebnisse.

Erfahren Sie in diesem Buch, wie die Hüfte funktioniert und warum sie so häufig Beschwerden macht. Verstehen Sie, warum es zu akuten und chronischen Hüftbeschwerden kommen kann und wie Sie diese selbst positiv beeinflussen können.

Wer seine Beschwerden nachhaltig in den Griff bekommen möchte, sollte langfristig seinen Lebensstil verändern und konsequent trainieren. Der kleine Coach gibt Ihnen praktikable Tipps, wie Sie Ihren Alltag optimieren können, sowie zahlreiche Anregungen, wie Sie Ihr Training optimal steuern können.

Testen Sie, wie fit Ihre Hüfte ist und wo Ihre Potentiale liegen. Entdecken Sie darauf basierend die für Sie passenden Übungen. Da alle Übungen mit Alltagsgegenständen umsetzbar sind, können Sie diese direkt in Ihr Leben integrieren. Beobachten Sie langfristig mithilfe des Trainingstagebuchs Ihre Fortschritte.

Werden Sie selbst aktiv!

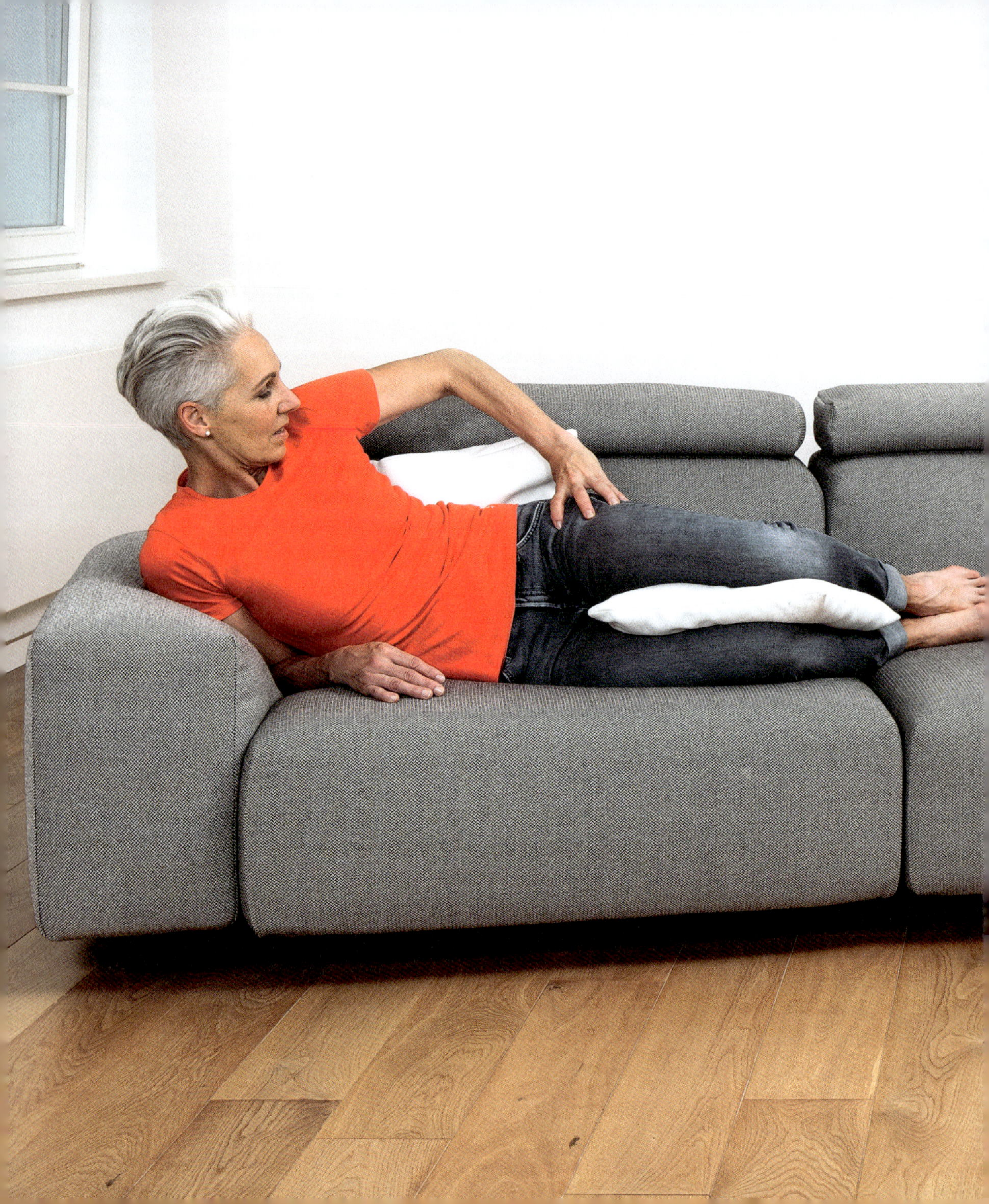

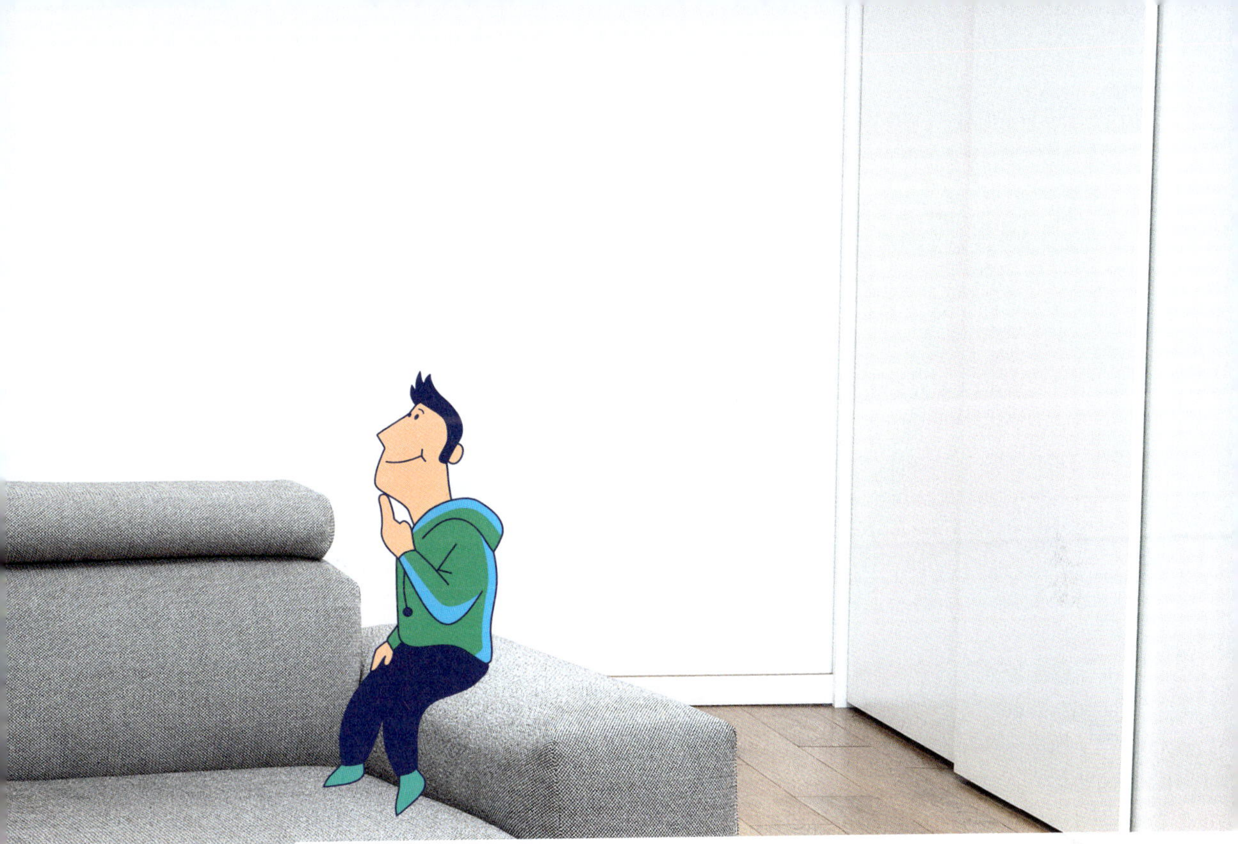

Hintergründe von Hüftproblemen

Wie kommt es zu Schmerzen in der Hüfte oder Leiste? Erfahren Sie, wie die Hüfte aufgebaut ist und was die Ursachen von Hüft- und Leistenschmerzen sein können.

Sie sind nicht allein!

Hüftbeschwerden sind verbreitet. Ursachen und Symptome sind vielfältig. Die Probleme im Alltag schränken die Betroffenen fast immer am meisten ein.

Wer Hüftbeschwerden hat, ist damit in bester Gesellschaft. Wenn Sie mal genauer darüber nachdenken, fallen Ihnen bestimmt einige Bekannte ein, die mit ähnlichen Problemen kämpfen.

Wer ist hauptsächlich betroffen?

Egal ob jung oder alt – von Hüftproblemen und Leistenschmerzen kann jeder betroffen sein.

Junge Menschen mit Hüftbeschwerden sind meist sportlich. In Sportarten wie Fußball, Eishockey und Basketball gehören Hüftverletzungen zu den Top Ten aller Verletzungen. Im weiblichen Amateurfußball ist die Hüfte mit fast 20 % vor Knie und Knöchel sogar der Bereich, der am häufigsten verletzt ist. In der Bevölkerung meinen viele, dass man sich in Mannschaftssportarten meistens durch ein Foul verletzt. Fast 70 % der Hüftblessuren im Fußball entstehen ohne Fremdeinwirkung. Der Sportler verletzt sich also selbst bei zum Beispiel schnellen Richtungswechseln, Sprints oder Abbremsbewegungen. Übrigens werden mehr als die Hälfte der vorsaisonalen Verletzungen in der kommenden Saison wieder auftreten. Die Wahrscheinlichkeit steigt, wenn die Probleme schon lange bestehen.

Bei Personen mittleren und höheren Alters steigt die Häufigkeit von degenerativen Erkrankungen, wie zum Beispiel die Arthrose, an. Am häufigsten leiden Menschen zwischen 45 und 74 Jahren, mit einem Hoch zwischen 60 und 64 Jahren, darunter. Unter 35 Jahren sind nur absolute Ausnahmefälle mit einer Vorerkrankung betroffen. Die Zahl der an Hüftarthrose erkrankten Personen hat in den letzten 30 Jahren in fast allen Ländern enorm zugenommen. Es wird erwartet, dass sich der steigende Trend aufgrund der zunehmenden Alterung der Weltbevölkerung zukünftig fortsetzen wird.

Zwischen Frauen und Männern gibt es keinen nennenswerten Unterschied, aber in der Herkunft: In der westlichen Welt, also in Nordamerika, Westeuropa und der Region von Australien und Neuseeland, sind weltweit die meisten Menschen betroffen. In Regionen wie Asien, Nordafrika, dem mittleren Osten und Ozeanien leiden deutlich weniger unter einer Hüftarthrose. Es scheint also auch einen Zusammenhang zum westlichen Lebensstil und der Genetik zu geben.

Persönliche Probleme

Bei Leistenschmerzen steht oft zunächst die ärztliche Diagnose im Vordergrund. Häufig fallen Begriffe wie »Arthrose«, »Adduktoren«, »Sportlerleiste« oder »Schleimbeutelentzündung«. Doch egal welche Diagnose steht, Betroffene haben im Alltag oft ähnliche Schwierigkeiten. Es genügt nicht, die Beschwerden auf Schmerzen zu reduzieren, denn die persönlichen Probleme sind vielschichtiger: Wenn ein leidenschaftlicher Hobby-Fußballer wegen seiner Hüfte nicht trainieren kann, wird der Kontakt zu Mannschaftskameraden weniger. Betroffene hinken oft, brauchen zum Teil Gehhilfen und kommen kaum aus dem Haus. Manche können kaum aufstehen, länger stehen oder sitzen oder Treppen gehen.

Egal ob bei der Gartenarbeit, im Haushalt, dem Beaufsichtigen der Kinder oder Enkel, dem Autofahren oder Anziehen – Betroffene sind ständig auf Hilfe angewiesen und scheitern an tagtäglichen Aufgaben. Das schafft ein ungutes Gefühl und verändert die Beziehung zu den Angehörigen. Wenn jemand ständig krankgeschrieben ist, kommen oft auch finanzielle Sorgen hinzu. Manche versuchen ihre Probleme zu verbergen, weil sie sich dafür schämen. Deshalb meiden sie persönliche Kontakte zum Beispiel beim wöchentlichen Kaffeeklatsch oder der Chorprobe.

Die generelle Gesundheit leidet

Wer bei Bewegung Schmerzen hat, geht nicht mehr zum Sport, der Wanderurlaub wird zum Strandurlaub ... Bewegungsmangel und Übergewicht sind oft die Folgen. Viele wachen nachts vor Schmerzen auf und sind deshalb nie richtig erholt. In Kombination mit der ständigen Einnahme von Schmerzmitteln fördert das die Entstehung zahlreicher weiterer Erkrankungen wie Osteoporose, Bluthochdruck oder Diabetes mellitus.

Individuelle Anforderungen im Alltag

Jeder Mensch hat im Alltag andere Anforderungen an seine Hüfte. Wer beruflich den ganzen Tag auf den Beinen ist und in der Freizeit viel Sport treibt, ist mit den gleichen Einschränkungen viel früher beeinträchtigt, wie jemand, der im Büro arbeitet und in der Freizeit am liebsten liest. Beruf, Freizeitgestaltung, aber auch unser soziales Umfeld, Alter und Voraussetzungen zum Beispiel finanzieller Art sowie psychologische Faktoren beeinflussen neben den strukturellen Veränderungen maßgeblich, wie stark uns die Beschwerden einschränken. Insgesamt sinkt aber bei allen die Lebensqualität.

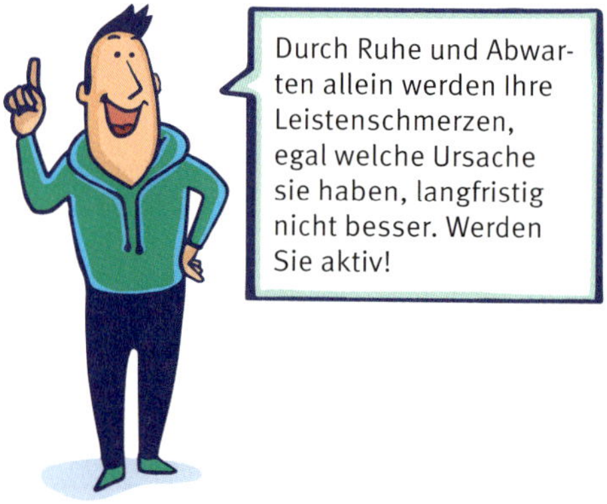

Ein »0815«-Programm reicht nicht aus

Betroffene müssen deshalb immer individuell behandelt werden. Es reicht in der Regel nicht aus, wenn jeder Hüftpatient das gleiche Übungsprogramm durchführt. Eine reine Behandlung der verletzten Struktur ohne Beachtung der individuellen weiteren Faktoren ist nur selten zielführend. Persönliche und umweltbedingte Faktoren müssen unbedingt mitbeachtet werden, denn meist erfordert eine langfristige Genesung Veränderungen des Lebensstils. Das Hauptziel einer Behandlung sollte immer sein, dass der Betroffene wieder (ohne Schwierigkeiten) Aktivitäten im Alltag, Beruf und der Freizeit meistern kann.

Wann ist ein Besuch beim Arzt angesagt?

Vielleicht ist Ihnen mittlerweile schon bewusst geworden, dass Hüftbeschwerden in der Regel erstmal kein Grund zur großen Sorge sind und noch seltener die Notwendigkeit für einen sofortigen Arztbesuch besteht. Meist steckt hinter Hüftschmerzen kein ernsthaftes Problem. Sie leiden nicht automatisch unter einer schlimmen Erkrankung, wenn eins oder

In diesen Fällen ist eine medizinische Abklärung wichtig:

- zunehmende unerklärliche Verschlechterung der Probleme
- unerklärliche starke Schmerzen in der Hüfte
- Schwellung oder Schmerzen beim Husten, Niesen oder Pressen in der Leistenregion
- (starke) Schmerzen in Ruhe und Schwellungen (ohne Trauma in der Vorgeschichte)
- Nach Einsetzung eines oder mehrerer künstlicher Gelenke:
  - Fieber ≥ 38,5 °C
  - Die Wunde bleibt stark geschwollen und gerötet.
  - Die Wunde sondert anhaltend übermäßig viel Flüssigkeit aus.
  - Sie haben plötzlich starke Schmerzen in dem Gelenk, in dem sich die Prothese befindet.
  - Sie können nicht mehr auf dem Bein stehen, obwohl es schon ging.
- Der Unterschenkel ist rot und schmerzhaft.

mehrere dieser Symptome bei Ihnen auftreten. Es können aber Hinweise auf Probleme sein, denen Veränderungen des Lebensstils und Training allein nicht gerecht werden. Hier ist eine ärztliche Abklärung unbedingt erforderlich. Wenn diese Beschwerden alle nicht auf Sie zutreffen, ist das ein gutes Zeichen und Sie können direkt mit den Übungen beginnen.

Bildgebung

Was sind bildgebende Verfahren und wann sollten sie zum Einsatz kommen? Eine schwierige und fachlich immer wieder diskutierte Frage, die man an dieser Stelle nicht umfassend darstellen kann.

Die Untersuchungen haben das Ziel, Strukturen des Körpers in einem Bild darzustellen. Dabei gibt es große Unterschiede in der Genauigkeit der Darstellung unterschiedlicher Strukturen, bei der Belastung für den Körper und den Kosten. Zu den bildgebenden Verfahren gehören: Ultraschall, Röntgen, Computertomografie (CT), Magnetresonanztomografie (MRT), Angiografie, Thermografie u. v. m.

Wann sind Bilder sinnvoll?

Grundsätzlich sollte immer individuell von einer Ärztin oder einem Arzt entschieden werden, ob ein bildgebendes Verfahren notwendig ist. Es gibt aber doch ein paar Anhaltspunkte, die helfen können, eine Entscheidung zu treffen.

Das Gesamtbild

Die Anatomie der Leistenregion ist komplex. Es können ein oder mehrere Probleme gleichzeitig vorliegen und so zum Beschwerdebild beitragen. Es sollte immer das Gesamtbild (Befragung, körperliche Untersuchung des Patienten und bei Bedarf bildgebende Verfahren) zu einer Diagnosestellung führen. Eine reine Beurteilung der Problematik anhand von bildgebenden Verfahren ist bei Hüftbeschwerden nicht angebracht.

Zusammenhang mit den Beschwerden

Auch Menschen ohne jegliche Hüftbeschwerden können Auffälligkeiten in der Bildgebung zeigen. Im Gegensatz dazu sind manchmal bei Personen mit Schmerzen und Einschränkungen keine strukturellen Veränderungen nachweisbar. Die Bildgebung des Hüftgelenks kann manchmal nicht sicher zwischen symptomatischen Patienten und Patienten ohne Beschwerden unterscheiden. Es ist zudem unklar, inwieweit Befunde in der Bildgebung die Prognose beeinflussen. Sie beeinflussen aber den persönlichen Umgang mit den Beschwerden. Es sollte daher von Bildern abgesehen werden, wenn es lediglich darum geht zu beurteilen, wie sich die Beschwerden und das Gelenk zukünftig entwickeln werden.

Was sagt uns dieses Ergebnis? Es sagt uns auf keinen Fall, dass bildgebende Verfahren überflüssig sind. Man sollte sich aber vor solchen Untersuchungen genau überlegen, welches Ziel man damit verfolgt und ob das Ergebnis potenziell eine Konsequenz hat. Unnötige Untersuchungen führen zu hohen Kosten und fehlenden Ressourcen für notwendige Untersuchungen. Eine Bildgebung sollte also nicht routinemäßig erfolgen.

Folgende klinische Zeichen können Hinweise für die Notwendigkeit einer weiteren Abklärung durch den Arzt/die Ärztin mittels bildgebender Verfahren sein:

- Verdacht auf eine schwerwiegende Erkrankung und
- wenn sich hüftbezogene oder Leistenschmerzen durch eine konservative Therapie (also ohne OP) nicht bessern.

Je nach den bisherigen Untersuchungsergebnissen sollte dann zunächst eine Röntgen- und/oder Ultraschall-Untersuchung durchgeführt werden. Erst wenn diese ebenfalls nicht ausreichen, sollte ein MRT und/oder CT gemacht werden.

Aufbau und Funktion der Hüfte

Unsere Hüften verbinden unsere Beine mit dem Rumpf. Sie ermöglichen uns viele alltägliche Tätigkeiten wie zum Beispiel Sitzen, Stehen, Gehen, Laufen oder Tanzen.

Jeder Mensch hat zwei Hüftgelenke. Im Gegensatz zu anderen Gelenken wie dem Hand- oder Kniegelenk lässt sich unsere Hüfte aber nicht ertasten. Daher haben viele keine Vorstellung, wo sie genau liegt: Auf die Ansage »hüftbreiter Stand« stellen einige ihre Beine viel zu weit auseinander. Denn entgegen der Vorstellung von manchen haben die Hüftgelenke selbst mit den Beckenknochen, die sich unterhalb der Taille befinden, wenig zu tun. In Wahrheit sitzen unsere Hüftgelenke jeweils in der Mitte der Leiste. Wenn man einen Finger auf die Leistenmitte legt, lässt sich hier ein Puls erspüren. Genau hierunter liegt das Hüftgelenk.

Das Hüftgelenk

Das Hüftgelenk liegt in direkter Nachbarschaft zu Becken, Lendenwirbelsäule und Kniegelenk und ist nach dem Kniegelenk das zweitgrößte Gelenk unseres Körpers. Die Hüfte besteht einerseits aus einer Pfanne am vorderen unteren Teil von unserem Becken und andererseits aus dem Oberschenkelkopf. Damit ist sie ein Kugelgelenk und gehört zu unseren beweglichsten Gelenken.

Knochen, Knorpel und Bänder

Der Oberschenkelknochen ist der längste Knochen des menschlichen Skeletts. An seinem körperfernen Ende befindet sich das Kniegelenk. An seinem körpernahen Ende geht er zunächst in den Schenkelhals über. Dieser ist vielen bekannt, da er bei älteren Menschen mit porösen Knochen für Brüche prädestiniert ist. Den Abschluss des Oberschenkelknochens bildet der kugelförmige Hüftkopf, der in die Hüftpfanne mündet.

Der Hüftkopf ist zu mehr als der Hälfte von der Hüftpfanne überdacht. Die Hüftpfanne umgreift den Hüftkopf also wie eine Schale – wie bei einer Walnuss. Man spricht auch von einem Nussgelenk. Das schränkt die Beweglichkeit zwar ein, bietet aber Stabilität.

Die Knochen des Hüftgelenks (links) und Kapsel und Bänder des Hüftgelenks (rechts)

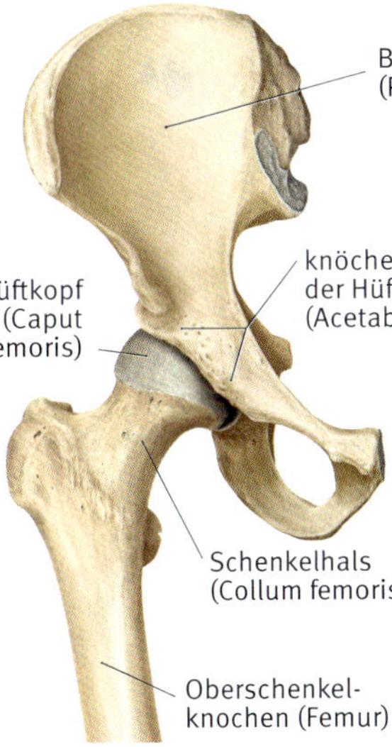

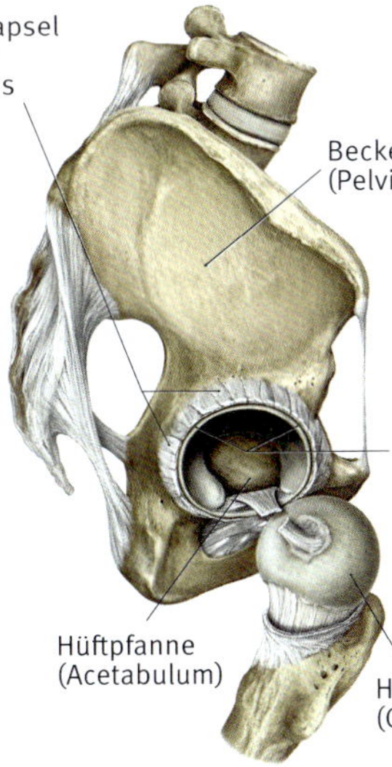

Schünke M, Schulte E, Schumacher U. PROMETHEUS LernAtlas, Grafiken: Voll M, Wesker K; Thieme; 2022

Die Gelenkflächen liegen am Hüftkopf (gehört zum Oberschenkelknochen) und der Hüftgelenkpfanne (Teil des Beckens) und passen gut zueinander. Auf der Hüftgelenkpfanne liegt zusätzlich eine elastische Gelenklippe, das Labrum. Es vergrößert die Kontaktfläche zwischen Hüftkopf und Pfanne und sorgt dafür, dass der Hüftkopf bei Bewegung nicht aus der Pfanne rutscht.

Die beiden Gelenkpartner Hüftkopf und Hüftpfanne sind wie in jedem anderen Gelenk mit Gelenkknorpel überzogen. Obwohl das Hüftgelenk insgesamt ein großes Gelenk ist, ist die Knorpelfläche, die beim Gehen, Stehen und Tragen die Lasten aufnehmen muss, aber relativ klein. Die Belastung auf dieser kleinen Knorpelfläche ist dadurch im Vergleich zu anderen Gelenken sehr hoch. Knorpel ist nicht durchblutet und enthält keine Nerven, was die Heilungsfähigkeit einschränkt. Da sich im ganzen Gelenkinnenraum Synovialflüssigkeit (im Volksmund Gelenkschmiere) befindet, reiben die Knorpelflächen bei Bewegung und Belastung nicht aneinander, sondern gleiten perfekt aufeinander. Die Reibung von Knorpel ist geringer als die von zwei Eisflächen aufeinander. Das zeigt, wie perfekt der menschliche Körper konstruiert ist.

Die Gelenkkapsel ist eine bindegewebige Schicht um das Hüftgelenk. Sie bildet eine Hülle um das Gelenk, in der ein Unterdruck herrscht. Das stabilisiert das Hüftgelenk. Zudem produziert die Schleimhaut der Gelenkkapsel auch die Synovialflüssigkeit. Diese verteilt sich durch Bewegung im Gelenk und versorgt den Gelenkknorpel mit Nährstoffen. Der Knorpelstoffwechsel wird zudem über Druck und Zug stimuliert. Somit sind Bewegung und Belastung auch für den Knorpelerhalt und -aufbau unerlässlich.

Der Oberschenkelhals ist schraubenförmig von sehr starken hüftkapselverstärkenden Bändern umwickelt. Damit ist der Kapsel-Band-Apparat der Hüfte der kräftigste des menschlichen Skeletts. Wir benötigen dadurch kaum Kraft, um stehen zu können. Die Schleimbeutel befinden sich zwischen den verschiedenen Strukturen und reduzieren die Reibung.

Muskeln und Sehnen

Die Nussgelenkform, das Labrum, der negative Gelenkinnendruck und der Kapsel-Band-Apparat zentrieren zusammen mit den ca. 20 hüftgelenkumgebenden Muskeln und deren Sehnen das Hüftgelenk.

Die Muskeln werden nach ihrer Funktion in Beuger (Flexoren), Strecker (Extensoren), Abspreizer (Abduktoren) und Heranführer (Adduktoren) sowie Außen- und Innenrotatoren eingeteilt. Sie ermöglichen uns alle aktiven Bewegungen.

Die Muskeln sorgen auch maßgeblich für die Belastung des Hüftgelenks. Denn diese entsteht nicht, wie die meisten denken, in erster Linie durch unser Körpergewicht, das auf der Hüfte lastet. Vielmehr ist hauptsächlich die aktive Muskulatur für die Gelenkbelastung verantwortlich: Patienten mit Hüftproblemen wundern sich oft, warum sie beim Stehen keine Schmerzen haben, hingegen aber das Becken in Rückenlage kaum anheben oder nachts die Decke mit dem betroffenen Bein nicht zur Seite streifen können oder beim Aufstehen und Hinsetzen Schwierigkeiten haben. Erklären lässt sich das über die Muskulatur: Im Stand sind verglichen mit anderen Aktivitäten nur wenige Muskeln aktiv. Bei vielen Alltagstätigkeiten strengen wir unsere Muskeln viel mehr an, wodurch die

Hüftmuskulatur von vorne (links), Hüftmuskulatur von hinten (rechts)

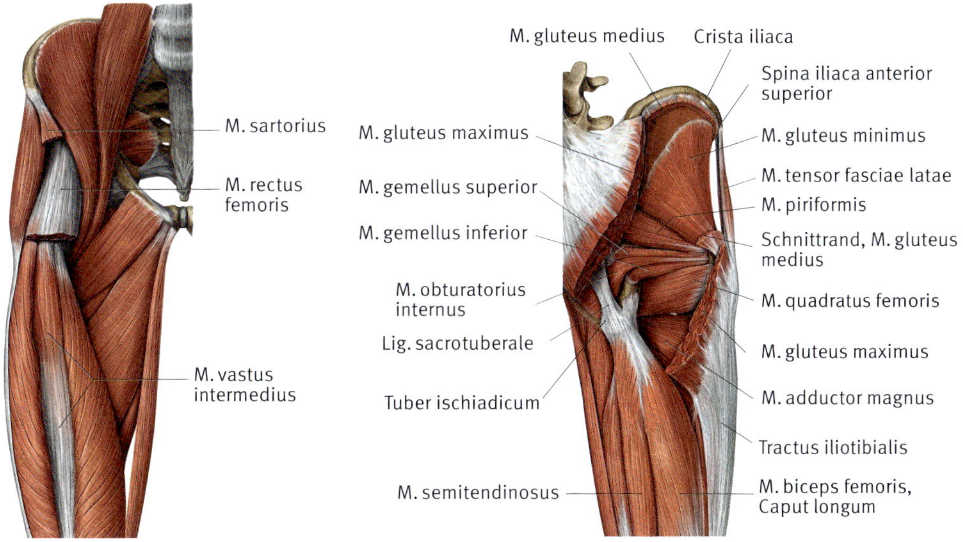

Grafikausschnitt: Schünke M, Schulte E, Schumacher U. PROMETHEUS LernAtlas, Grafiken: Voll M, Wesker K; Thieme; 2022

Belastung auf das Hüftgelenk auf ein Vielfaches des Körpergewichts ansteigen kann. Beim Aufstehen von einem Stuhl lasten beispielsweise ca. 190%, beim Treppe heruntersteigen über 250%, beim Radfahren auf der Ebene jedoch nur 50% vom Körpergewicht auf dem Hüftgelenk. Die Hüfte kann mehr als das zehnfache des Körpergewichtes an Belastung ohne Probleme vertragen (Sprint, Sprünge). Das zeigt, wie groß die Belastbarkeit dieses Gelenkes ist.

Warum die Hüfte so häufig Probleme macht

Ein Drittel der Weltbevölkerung bewegt sich zu wenig, dabei hat gerade Bewegung so viele Vorteile für unsere Gesundheit und unser Wohlbefinden.

Bewegung und Belastung fehlen

Unser westlicher Lebensstil führt dazu, dass viele in unserer Gesellschaft körperlich nicht gerade fit sind und die in Studien als optimal empfohlenen 8000–10000 Schritte bei Weitem nicht erreichen. Unser Körper passt sich aber immer der Belastung an, die wir ihm geben. Laufen, springen, tragen wir zu wenig, so werden in der Hüfte unsere Bänder und Muskeln schwächer, die Knorpelschicht dünner und die Knochen poröser. Schlechte Angewohnheiten, die mit Bewegungsmangel häufig einhergehen, wie eine unausgewogene Ernährung, gestörter Schlaf oder Rauchen, verstärken diese Vorgänge weiter und führen langfristig gemeinsam zu einer gesundheitlichen Abwärtsspirale – in Bezug auf die Hüfte, aber auch auf andere Herz-Kreislauf- und Systemerkrankungen wie zum Beispiel Diabetes mellitus.

Neuere Studien zeigen auch bei einer täglichen Schrittanzahl von mehr als 10000 Schritten noch positive Effekte für die Lebenserwartung. Durch eine Verdopplung der täglichen Schrittanzahl von 4000 auf 8000 konnte das Sterberisiko halbiert werden.

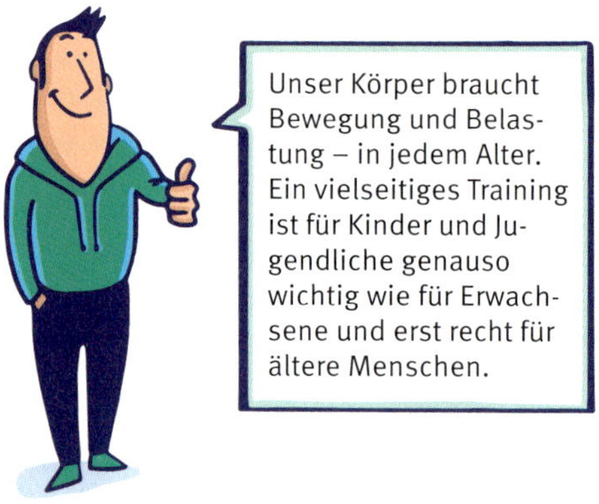

Fehlender Ausgleich und Überlastung

Im Alltag führen wir ständig die gleichen Bewegungen aus. Gerade in den unteren Ligen wird in vielen Sportarten nur spezifisch die Sportart trainiert, um die es im Wettkampf geht – nur Laufen oder Fußball spielen ist aber zu einseitig. Dadurch sind manche Muskeln, Bänder, Sehnen etc. sehr gut trainiert, andere weniger. Um Verletzungen und Überlastungen vorzubeugen, ist ein Ausgleichstraining vom Alltag und der Lieblingssportart deshalb unbedingt notwendig.

In körperlich fordernden Berufen, wie zum Beispiel bei Bauarbeitern, und im Leistungssport kann der Körper sich oft nicht ausreichend vor der nächsten Belastung erholen. Das kann in bestimmten Fällen auch zu Überlastungsschäden führen.

Zusammenhang mit Problemen aus anderen Gelenken

Schmerzen im Beckenbereich ähneln sich oft so sehr, dass Betroffene den Ursprungsort nicht eindeutig identifizieren können. Auch für medizinisches Fachpersonal kann es eine Herausforderung sein, die Ursache der Beschwerden zu finden.

Doch warum ist das so? Hüfte, Becken und Lendenwirbelsäule werden im Alltag nie getrennt voneinander bewegt oder belastet. Alle drei Körperteile sind über Muskeln, Sehnen und Bänder eng miteinander verbunden. Daher ähneln sich die Beschwerden stark und strahlen häufig in die benachbarten Bereiche aus. Unser Gehirn kann den Ursprungsort zudem oft nicht identifizieren, sondern projiziert die Schmerzen in den Bereich, aus dem es die meisten Informationen erhält.

Die Lendenwirbelsäule Rückenschmerzen sind nichts Außergewöhnliches! Bis zu 85 % der Bevölkerung bekommen mindestens einmal in ihrem Leben Kreuzschmerzen. Damit ist die Lendenwirbelsäule für die meisten Probleme mit dem Bewegungsapparat verantwortlich. Die meisten Betroffenen klagen über Schmerzen im Lendenwirbelsäulenbereich selbst. Viele haben aber auch Schmerzen im Gesäß, der Leiste, im Bein, zum Teil sogar bis in den Fuß.

Wir bewegen uns in der Regel nicht zum Spaß, sondern weil wir ein Ziel haben. Wenn ich von A nach B gehen möchte, dann mache ich das trotz meiner Hüftprobleme. Aber: Betroffene bewegen dann unter Umständen ihr Becken und ihre Lendenwirbelsäule mehr, um die Hüfte zu schonen. Fehlt Hüftpatienten Beweglichkeit in die Streckung, dann neigen sie beim Gehen und Stehen ihren Oberkörper nach vorne oder machen ein »Hohlkreuz«. Dadurch sieht es so aus, als wären sie aufrecht. Auf Dauer kommt es deshalb häufig dazu, dass Menschen mit Hüftbeschwerden auch Rückenprobleme bekommen.

Das Sakroiliakalgelenk (SIG oder ISG)
Das SIG kann ähnliche Symptome wie die Lendenwirbelsäule auslösen, sodass eine Zuordnung der Beschwerden im Lenden-Becken-Hüft-Bereich oft schwierig ist. Das SIG wird von manchen Personen sehr gerne als Hauptursache für Probleme in diesem Bereich gesehen. Für die Untersuchung des SIG gibt es eine Unmenge an Tests, die alle eine sehr geringe Aussagekraft haben. Seriöse wissenschaftliche Literatur sieht das SIG in etwa 20% der Fälle als Ursache für Rückenschmerzen an. Damit sind die Lendenwirbelsäule und die Hüfte viel häufiger die Auslöser für Probleme aus dieser Region.

Verletzungen/Probleme mit einem Bein oder Fuß Wenn wir am Bein oder Fuß verletzt sind, schonen wir meist das Bein und passen das Gangmuster an. So kann das Tragen einer Schiene am Knie oder Fuß oder das Gehen an Stützen zu Veränderungen der Hüftbewegungen führen. Meist wird die Hüftstreckbewegung reduziert und die Aktivität von Muskulatur und die Belastung auf die Hüfte verändert sich. Dadurch kann es zur Reduktion der Beweglichkeit und der Kraft der Hüfte und des Knies kommen, die durch Training wieder rückgängig gemacht werden sollte.

Die Gelenkanlage der Hüfte

Das knöcherne Hüftgelenk ist ein komplexes Gelenk, welches sehr individuelle Ausprägungen zeigt. Sowohl an der Hüftpfanne als auch im Bereich des Hüftkopfes und -schaftes kann es zu vielfältigen Abweichungen kommen, die langfristig Probleme machen können. Bekannte Abweichungen sind X- oder O-Beine, die sowohl vom Oberschenkel als auch vom Unterschenkel bedingt sein können.

Eine meist angeborene Fehlentwicklung der Hüftpfanne ist die Hüftdysplasie. Lesen Sie dazu mehr auf Seite 27.

Krankheitsbilder

Krankheitsbilder der Hüfte zeigen ähnliche Beschwerden wie Schmerzen und Bewegungseinschränkungen. Eine sorgfältige Befragung und Untersuchung sind notwendig.

In der Physiotherapie können oft nur die Symptome der Problematik behandelt werden, da viele Ursachen wie genetische Faktoren oder knöcherne Fehlformen sich einer Behandlung entziehen. Das ist aber überhaupt nicht negativ zu sehen, da fast immer multifaktorielle Ursachen für das Geschehen verantwortlich sind. Die Abbildung zum Treibermodell (Seite 42) veranschaulicht das gut. Welches Problem dann der Hauptauslöser ist, kann man oft nicht sagen. Deshalb sollten in der Therapie möglichst viele Faktoren miteinbezogen werden.

Schmerzen in der Leiste können viele Ursachen haben und sind schwierig voneinander zu unterscheiden. Bei den meisten Betroffenen liegt eine Kombination aus verschiedenen Auslösern vor. Diese können sein:

- Lendenwirbelsäule (Seite 21)
- Sakroiliakalgelenk (Seite 22)
- innere Oberschenkelmuskeln (Adduktoren, Seite 24)
- Hüftbeuger (Iliopsoas, Seite 25)
- Bauchmuskulatur (Seite 25)
- Hüftgelenk (Seite 26)

- Schambein (Seite 28)
- Leistenkanal (Seite 28)
- Organe (Seite 29)
- Tumoren und Metastasen (Seite 29)

Deswegen sollte an so vielen Stellschrauben wie möglich gearbeitet werden, da sie einen Einfluss auf das Problem haben können (beeinflussender Faktor). Wenn Ihnen Fachleute nur eine Ursache für Probleme mitteilen, dann seien Sie skeptisch, da dies meist nicht der Fall ist. Diese Vorgehensweise wird meist von sogenannten Pseudoexperten gewählt, die einen Ansatz präferieren und damit meist Geld machen wollen.

Adduktorenbedingter Leistenschmerz

Die Adduktoren sind mehrere Muskeln, die am inneren Oberschenkel liegen. Sie ziehen von unserem Becken an unseren Oberschenkel, zum Teil auch übers Kniegelenk an den Unterschenkel, und führen unser Bein an den Körper heran. Sie sind für die Stabilität unserer Beine und unseres Beckens wichtig. Wer Probleme mit diesen Muskeln hat, hat vor allem Leistenschmerzen und Schmerzen am inneren Oberschenkel beim Heranziehen des

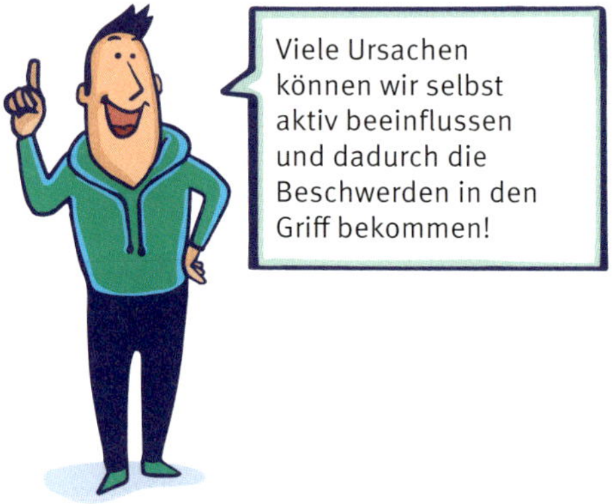

Beines oder wenn er die Knie zusammendrückt. Die Beweglichkeit der Hüfte ist nicht eingeschränkt.

Bei fast bis zu einem Viertel der jüngeren Menschen mit Leistenbeschwerden sind diese Muskeln an der Entstehung der Beschwerden beteiligt. Betroffene sind häufig junge Männer bis zum mittleren Alter. Typischerweise führen sie Teamsportarten mit schnellen Richtungswechseln, Schuss- und Skatebewegungen wie Fußball, Handball oder Hockey aus.

Probleme können akut auftreten oder Wochen bis Monate den Alltag, Beruf und die sportliche Leistungsfähigkeit der Betroffenen einschränken. Im Fußball sind über die Hälfte der adduktorenbedingten Leistenschmerzen auf Überlastung zurückzuführen und verschwinden Wochen bis Monate nicht – gerade, wenn akute Verletzungen nicht früh genug erkannt und adäquat behandelt wurden. Eine reine Sportpause ohne systematische Belastungssteigerung reicht dann nicht aus, um die Beschwerden dauerhaft loszuwerden. In der Therapie sollte insbesondere die Kräftigung und das exzentrische Training der Adduktoren zusätzlich zur später noch beschriebenen Vorgehensweise betont werden.

Hüftbeuger-/iliopsoas-bedingter Leistenschmerz

Unser kräftigster Hüftbeuger kommt von der Lendenwirbelsäule und dem Becken und zieht über das Hüftgelenk an den Oberschenkel. Er ist unser wichtigster Hüftbeuger, dreht je nach Stellung die Hüfte nach innen oder außen und stabilisiert unser Becken und unsere Wirbelsäule. Somit ist er beispielsweise wichtig für eine aufrechte Haltung, einen flüssigen Gang und für kontrollierte Landungen. Wir brauchen ihn ständig. Wer Probleme mit diesem Muskel hat, hat vor allem beim Beugen der Hüfte Leistenschmerzen. Die Schmerzen liegen in der Mitte der Leiste, also eher weiter außen, als ob sie von den inneren Oberschenkelmuskeln kommen. Auch hier ist die Beweglichkeit des Hüftgelenks selbst uneingeschränkt.

Es gibt viele Menschen, bei denen zum Beispiel bei Crunches oder beim Ausstrecken des Beines in Rückenlage etwas in der Leiste springt. Das ist häufig der Hüftbeuger. Auch wenn es unangenehm ist, ist dieses Schnappen in der Regel nichts Schlimmes, solange es nicht weh tut. In der Therapie ist die Kräftigung und das exzentrische Training des Hüftbeugers zusätzlich zur später noch beschriebenen Vorgehensweise wichtig.

Bauchmuskelbedingter Leistenschmerz

Die Bauchmuskulatur zieht von den Rippen über den Bauch zum Schambein. Bei gut ausgebildetem Muskel und wenig Unterhautfettgewebe ist der Muskel am Bauch als »Waschbrettbauch« oder »Sixpack« zu sehen. Der Muskel beugt unseren Rumpf und stabilisiert Wirbelsäule und Becken. Er hilft uns aber auch beim forcierten Ausatmen, zum Beispiel, wenn wir uns anstrengen oder einen Lungeninfekt haben. Außerdem erzeugt er bei gleichzeitigem Anspannen zusammen mit dem Beckenboden und dem Zwerchfell die Bauchpresse. Diese benötigen wir beispielsweise beim Husten, Niesen und Stuhlgang. Mit 10 bis 13 % des Gesamtanteiles gehören auch die Bauchmuskeln zu den häufigsten Gründen für Schmerzen in der Leistenregion. In der Therapie bei Bauchmuskelverletzungen sollten neben den später noch beschriebenen Aspekten unbedingt auch die Bauchmuskeln gekräftigt werden.

Hüftbedingter Leistenschmerz

Junge Menschen mit alten Hüften: Wie der Name es schon sagt, ist hier die Ursache von hüftbedingten Leistenschmerzen das Hüftgelenk selbst. Betroffen sind meist junge bis mittelalte und sportliche Personen. Weit verbreitet sind hierzu zwei Formen:

Impingement

Das Wort Impingement bedeutet übersetzt »der Zusammenstoß«. Bei Betroffenen ist die Hüftpfanne zu groß oder der Oberschenkelhals zu dick. Meistens liegt eine Kombination aus beidem vor. Dadurch können sich Hüftpfanne und der Oberschenkelknochen bei extremen Bewegungen berühren. Meist bleiben diese Berührungen ohne Folgen. Nur wenn diese häufig und mit hohen Belastungen auf-

Impingement: Die Hüftpfanne ist zu groß (b) und/oder der Oberschenkelknochen ist zu dick (c) – oder beides (d). Ganz links: Normalzustand (a).

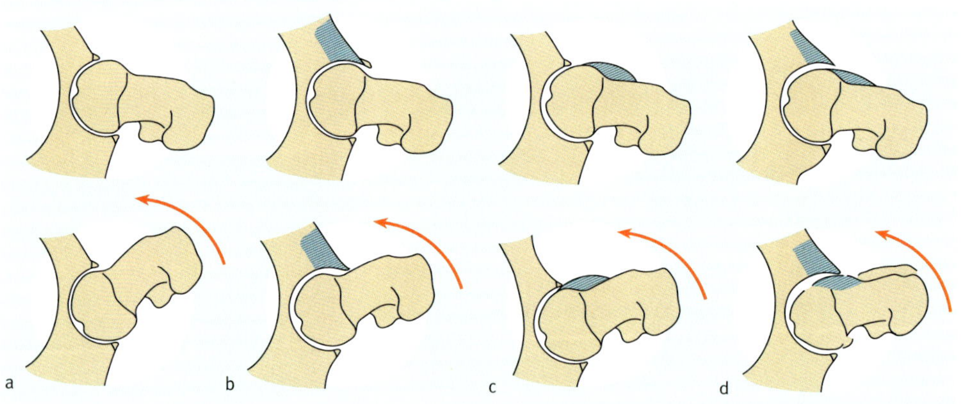

Waldt S, Eiber M, Wörtler K. Femoroazetabuläres Impingement (FAI). In: Waldt S, Eiber M, Wörtler K, Hrsg. Messverfahren und Klassifikationen in der muskuloskelettalen Radiologie. 3., unveränderte Auflage. Stuttgart: Thieme; 2023

treten, können Betroffene vor allem beim Beugen der Hüfte Schmerzen in der Leiste angeben. Ein Klicken oder Knacken kann vorkommen. Bei Verletzungen der Gelenklippe kann es auch zu Blockierungsgefühlen kommen, welche durch Schütteln des Beines besser werden können. Häufig liegt eine hohe sportliche Belastung mit viel Bewegungsausmaß vor. Das Training sollte angepasst werden und die umliegende Hüftmuskulatur gestärkt werden.

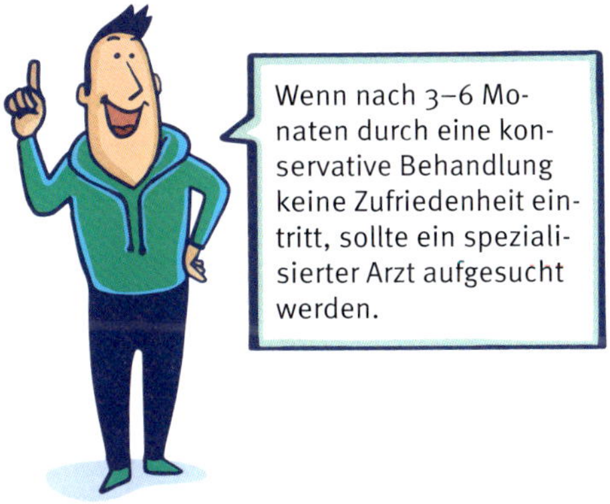

Dysplasie

Bei einer Dysplasie kommt es durch eine zu kleine Hüftgelenkspfanne zu einer nicht ausreichenden Überdeckung des Hüftkopfes. Je nach Ausprägung der Dysplasie und anderen Lebensstilfaktoren kann eine Dysplasie langfristig zu einer Arthrose führen. Deswegen sollte aber die Hüfte keinesfalls geschont, sondern adäquat belastet werden.

Dysplasie: Die Hüftgelenkspfanne überdacht den Hüftkopf nicht ausreichend.
a: Normalbefund; b: Dysplasie; c und d: Ausrenkung, unvollständig (c) und vollständig (d)

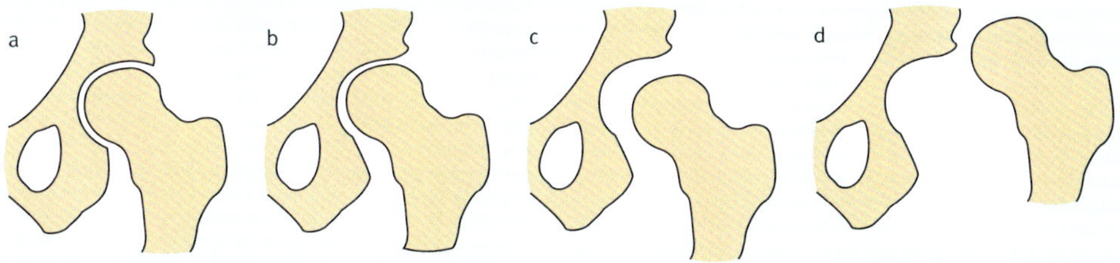

Hoffart H, Paetz B. Angeborene Hüftgelenksdysplasie. In: Paetz B, Hrsg. Chirurgie für die Pflege. 24. Auflage. Stuttgart: Thieme; 2021

Heutzutage wird bei 4 bis 6 Wochen alten Babys in der Vorsorgeuntersuchung U3 ein Ultraschall der Hüfte durchgeführt. Zeigt dieser Auffälligkeiten, so bekommt das Baby eine Spreizhose oder muss breit gewickelt werden, sodass sich die Hüftpfanne größer ausbildet. Langfristig haben daraufhin die Wenigsten Probleme.

Schambeinbedingter Leistenschmerz

Auch das Schambein kann sich entzünden und Schmerzen im Hüft- und Beckenbereich auslösen. Hiervon sind häufig Sportler betroffen, bei denen das Schambein überlastet ist. Auch übergewichtige Menschen kämpfen hin und wieder damit. Die Schmerzen lassen sich durch Druck direkt aufs Schambein provozieren.

Inguinalassoziierter Leistenschmerz

Der Leistenkanal ist eine bindegewebige Röhre und verbindet die Bauchhöhle mit der äußeren Genitalregion. Typisch für Beschwerden im Leistenkanal ist, dass keine Ausstülpung in der Leiste tastbar ist und sich die Schmerzen bei Aktivität der Bauchmuskulatur, Husten, Niesen oder Aufstehen vom Liegen verstärken. Mit einem adäquaten Training der Bauchmuskulatur sowie der Muskeln, die das Bein abspreizen und wieder heranführen, sind die Hälfte der Betroffenen nach einem Jahr beschwerdefrei.

Übungen als Therapie der Wahl

Die meisten Menschen mit Leistenschmerzen haben nicht nur »Läuse, sondern auch Flöhe«! Denn die bisher genannten Auslöser treten in der Regel nicht isoliert, sondern in Kombination auf. So haben zum Beispiel 41 % der Personen mit einem Hüftimpingement auch Veränderungen in der Bauchmuskulatur und 21 % haben Probleme mit den inneren Oberschenkelmuskeln.

Die Therapie sieht deshalb zumeist ähnlich aus: In erster Linie ist es wichtig, dass Betroffene ihre Beschwerden selbst in die Hand nehmen. Passive Maßnahmen wie Massagen, Stoßwellen oder Spritzen sollten, je nach konkreten Problemen und Einschränkungen, nur in Kombination mit aktiven Übungen angewandt werden. Bei einem aktiven Therapieansatz kann bei 2- bis 3-mal Training pro Woche nach 8 bis 12 Wochen mit Erfolgen gerechnet werden. Therapieschwerpunkte sollten hier auf einem adäquaten Schmerz- und Belastungsmanagement, der Verbesserung der Sehnenbelastbarkeit, der Kräftigung sowie der Verbesserung von Gleichgewicht, Beweglichkeit und Koordination im Lenden-Becken-Hüft-Bereich liegen. Das grundsätzliche Vorgehen in der Behandlung ist mit dem Vorgehen der Hüftgelenkarthrose vergleichbar und kann im Folgenden noch genauer nachgelesen werden.

Durch Organe

Unser Gehirn nimmt Schmerzen in der Regel an der Stelle wahr, von der es die meisten Informationen bekommt. Daher können auch Probleme mit dem Darm oder den Geschlechtsorganen Schmerzen in der Leiste verursachen. Typisch für diese Beschwerden ist, das Betroffene nicht nur Leistenschmerzen haben, sondern beispielsweise auch Verdauungsprobleme oder Menstruationsbeschwerden.

Durch Tumoren und Metastasen

Bei deutschen Frauen befinden sich Tumoren am häufigsten in der Brustdrüse, am zweithäufigsten im Darm. Häufig sind bei ihnen auch Gebärmutter und Eierstöcke betroffen. Bei deutschen Männern ist Prostatakrebs mit weitem Abstand die Nummer 1. Tumoren in Darm und Blase kommen ebenfalls sehr häufig vor. Die Metastasen dieser Tumoren befinden sich aufgrund der räumlichen Nähe oft im Unterbauch sowie im Lendenwirbelsäulen-, Becken- und Hüftbereich. All diese Tumoren und Metastasen können daher auch Beschwerden in der Leiste verursachen.

Hüft-/Coxarthrose

Wenn die Diagnose Arthrose fällt, sind viele Betroffene stark verunsichert. Denn im Volksmund wird die Coxarthrose häufig mit dem »Verschleiß der Hüfte« gleichgesetzt und mit einem künstlichen Gelenk in Verbindung gebracht – doch ganz so einfach ist das nicht! Eine Arthrose, welche im Alltag auch Probleme macht, entsteht erst, wenn vielfältige Faktoren, die wir zum Teil selbst beeinflussen können, aufeinandertreffen. Mit Veränderungen des Lebensstils und einem langfristig angelegten Training können die meisten eine künstliche Hüfte vermeiden.

Von der Coxarthrose sind inzwischen 20 bis 30 % der Bevölkerung in wohlhabenden Ländern betroffen. Doch woher kommt diese weltweite Explosion? Menschen in wohlhabenden Ländern werden immer älter, inaktiver und fettleibiger.

Die Arthrose ist weltweit eine der führenden Ursachen für Behinderungen und chronische Schmerzen. Sie beeinträchtigt unseren Schlaf und beeinflusst das emotionale Wohlbefinden negativ. Da Betroffene sich in Folge der Beschwerden häufig zunehmend schonen, steht sie auch mit weiteren chronischen Erkrankungen wie Adipositas, Bluthochdruck und Diabetes mellitus in Verbindung.

Probleme

Oft findet eine Diagnosestellung über ein Röntgenbild statt. Doch ein Röntgenbild kann nur die strukturelle Veränderung erkennen, sagt aber nichts über den Umfang der Beschwerden im Alltag aus.

Manche Patienten haben solche Schmerzen, dass sie kaum noch schlafen können, auf Stützen angewiesen sind und aus Scham kaum noch das Haus verlassen. Soziale Kontakte beim Spazierengehen oder beim wöchentlichen Kaffeeklatsch nehmen deshalb immer mehr ab. Andere sind hingegen noch fit. Ihnen tut beispielsweise lediglich nach einem Tennis-Match die Leiste und/oder das Gesäß weh oder die Hüfte fühlt sich nur morgens bis zu einer Stunde steif an.

Schmerzen und Beschwerden passen oft nicht mit den Röntgenbildern zusammen. Der Schweregrad einer Arthrose wird derzeit nach den Auffälligkeiten im Röntgenbild in vier Stadien klassifiziert. Doch das Röntgenbild ist nur ein Bestandteil der Diagnosestellung und sollte niemals allein betrachtet werden. Bei vielen Patienten scheinen vor allem Entzündungen in der Gelenkschleimhaut und Knochenmarködeme mit Schmerzen zusammen aufzutreten. Andere Veränderungen scheinen weniger mit den Beschwerden in Zusammenhang zu stehen. Eine fortgeschrittene Arthrose, bei der hochgradige Knorpelschäden im Röntgen und MRT sichtbar sind, muss deshalb überhaupt nicht schmerzhaft sein. Bildgebende Verfahren können daher auch nicht prognostizieren, ob eine konservative Behandlung anschlagen wird.

Heutzutage wird die Hüftarthrose in eine aktivierte und eine ruhende Arthrose eingeteilt. Bei einer aktivierten Arthrose ist die Hüfte entzündet, schmerzt und löst im Alltag ständig Beschwerden aus. Eine ruhende Arthrose ist zwar in der Bildgebung nachweisbar, macht aber im Alltag (fast) keine Probleme.

Entstehungsmechanismen

Belastung Unser Knorpel braucht das richtige Maß an Be- und Entlastung. Das heißt, es gibt ein Zuviel, aber auch ein Zuwenig an Belastung. In unserer westlichen Welt überwiegt dagegen sicher ein Zuwenig an Belastung.

Unser Körper passt sich immer an die Belastung an, die wir ihm geben. Wird er zu wenig belastet, zum Beispiel wenn jemand den ganzen Tag sitzt, ist die Knorpelschicht dünner und das Knorpelgewebe hat eine schlechtere Qualität.

Natürlich gibt es aber auch ein Zuviel an Belastung, z. B. bei Extremsportlern, die ihrer Hüfte zu viel zumuten. Im beruflichen oder sportlichen Kontext, wenn zum Beispiel auch die Zeit zur Regeneration fehlt, sowie durch ein hohes Körpergewicht, kann das Gelenk auch überbelastet werden. Gelenkverletzungen und -instabilitäten, Schwäche und Fehlstellungen tragen ebenfalls dazu bei, dass sich unser Hüftgelenk anders als zuvor bewegt. Es kommt zu Veränderungen der Belastungsintensität und der Zonen im Gelenk, die belastet werden. Bereits geringe Abweichungen der Belastungszonen können so zu einer enormen Belastungszunahme für das Gelenk führen, wodurch die Hüfte schneller verschleißt.

Entzündungen Nicht nur Verletzungen im Hüftgelenk, sondern auch Faktoren, die den gesamten Körper betreffen, wie zum Beispiel Übergewicht, viele Stoffwechselerkrankungen, aber auch manche Medikamente, fördern Entzündungen im ganzen Körper und somit auch im

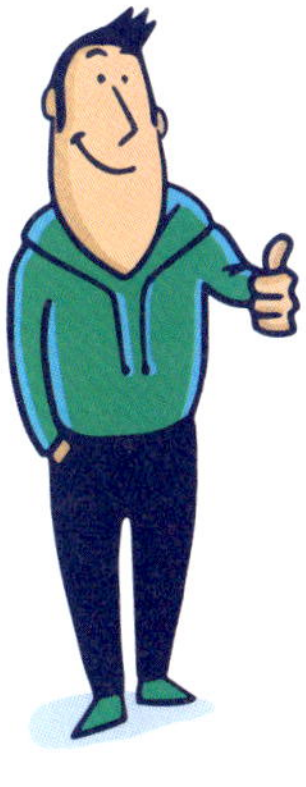

Eine Arthrose lediglich mit Verschleiß, Über- und Fehlbelastung in Verbindung zu bringen, wird dieser multifaktoriellen Problematik nicht gerecht!

Hüftgelenk. Bei jüngeren Patienten mit Hüftschmerzen sind häufig schon Entzündungsmediatoren in der Hüfte nachweisbar, bevor auf dem Röntgenbild strukturelle Schäden zu erkennen sind.

Auf Dauer verändert sich dadurch auch die Verarbeitung der Schmerzen: Im Hüftgelenk befinden sich Sensoren, die das Gehirn ständig darüber informieren, wie es unserem Gewebe geht. Sie reagieren auf potenziell schädliche Reize. Erst im Gehirn entsteht dann unter Abwägung vieler Faktoren wie Kontext, Emotionen, Vorerfahrungen etc. ein Schmerz. Treten wir in einem ruhigen Moment in einen Reißnagel, empfinden wir Schmerzen und können nicht mehr auftreten. Dahingegen bemerken wir einen Reißnagel im Fuß nicht einmal, wenn wir in diesem Moment vor einem Tiger davonlaufen.

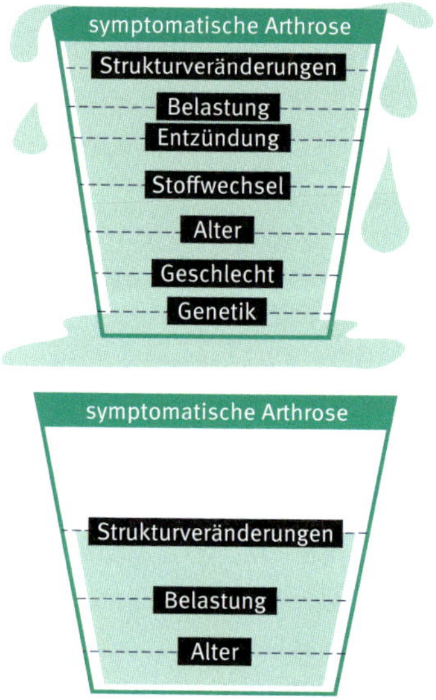

An der Entstehung einer Arthrose ist meist eine Kombination aus verschiedenen Faktoren beteiligt.

Wenn unsere Sensoren im Hüftgelenk ständig durch Entzündungsvorgänge stimuliert werden, verändert sich die Verschaltung im Rückenmark und Gehirn. Dadurch empfinden wir nun Schmerzen auf Reize, die eigentlich nicht oder nur wenig schmerzhaft sind: Das einfache Bewegen der Hüfte bekommen wir normalerweise gar nicht mit und es tut uns schon gar nicht weh. Ist unsere Hüfte allerdings chronisch entzündet und übersensibel, dann können wir bei dieser Bewegung enorme Schmerzen in einem viel größeren Gebiet empfinden.

Stoffwechsel Das Gewebe in unseren Gelenken ist darauf angewiesen, was wir ihm geben und wie leistungs- und funktionsfähig unser gesamter Körper ist. Beispielsweise Bluthochdruck, Diabetes mellitus und Gicht können deshalb ebenfalls die Knochenbildung stören und zur Knorpelzerstörung beitragen. Wer sich ungesund ernährt, raucht und auch sonst wenig auf sich achtet, verbessert seinen Stoffwechsel nicht.

Weitere Faktoren Eine Arthrose entsteht nie, weil sich jemand nur zu viel oder zu wenig belastet, weil jemand eine weitere Erkrankung hat oder alt ist. Es müssen verschiedene Faktoren zusammentreffen, damit ein Mensch eine symptomatische Arthrose entwickelt. Auch das Alter, das Geschlecht und genetische Faktoren spielen eine Rolle. Diese Faktoren können wir nicht wirklich beeinflussen. Mit dem Wissen um ein hohes Risiko können wir aber zum Beispiel auf Leistungssport im Alter verzichten.

Therapie

Ziel der konservativen Therapie ist es immer, aus einer aktivierten eine ruhende Arthrose zu machen. Symptome werden gelindert und die Funktion verbessert. Eine sinnvolle Therapie orientiert sich immer an den persönlichen Defiziten und ist individuell auf die Zielsetzung, Wünsche und Möglichkeiten des Patienten zugeschnitten.

Aufklärung Betroffene müssen wissen, wie sie ihre Schmerzen selbst beeinflussen können. Auch ausreichender und guter Schlaf sowie eine ausgewogene Ernährung sind wichtig. Denn eine gesunde Ernährung ist für einen gut funktionierenden Stoffwechsel essenziell. Unser Körper kann nur das im Gelenk verarbeiten, was wir ihm über die Nahrung zuführen. Übermäßiger Alkoholkonsum und Rauchen sollte vermieden werden. Nebenerkrankungen müssen mitbehandelt werden. Probieren Sie auch Stressbewältigungsstrategien aus.

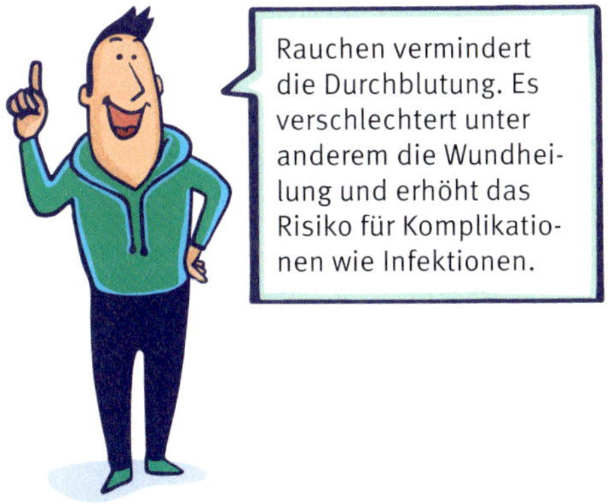

Alltagsaktivitäten modifizieren Betroffene sollten nicht alles, was wehtut, einfach weglassen. Vielmehr ist es sinnvoll, die Hüftbelastung bei Beschwerden im Alltag, Beruf und beim Sport durch längere Pausen, kürzere Belastungszeiten oder eine andere Bewegungsausführung zu optimieren. Bei der Arbeit kann zum Beispiel ein höhenverstellbarer Schreibtisch die Schmerzen lindern.

Regelmäßiges Training Bewegung verteilt die Gelenkschmiere und verbessert aufgrund des ständigen Wechsels zwischen Be- und Entlastung die Knorpelernährung. Sie hemmt daher den Knorpelabbau und dämpft Entzündungsprozesse im ganzen Körper. Mit einer symptomatischen Arthrose gehen neben Schmerzen auch Muskelschwäche sowie eine schlechte Koordination und Beweglichkeit einher. Hier gibt es kein besseres Gegenmittel als Training. Bleiben Sie dran! Dieses Training sollte sich langsam steigern und muss wirklich regelmäßig durchgeführt werden. Bei Bedarf können Übungen auch im Schwimmbad ausgeführt werden.

Zug aufs Gelenk bringen Ein Zug aufs Gelenk lindert bei regelmäßiger Anwendung nicht nur Ihre Schmerzen und die Entzündung in ihrer Hüfte. Durch die Vergrößerung des Gelenkspalts erhöht sich langfristig sogar die Knorpeldicke. Diesen Zug aufs Gelenk können Sie mit einem sogenannten Flextrainer, einem Gerät für zu Hause, erreichen (siehe Empfehlungen Seite 159). Diese Maßnahme ist wissenschaftlich fundiert und wirkt auch Bewegungseinschränkungen und Knochenveränderungen entgegen. Die Anwendung ist ideal für jeden Tag: Legen Sie die Manschette an und setzen Sie sich mit ausgestrecktem Bein aufs Sofa. Ihr Rücken sollte nach hinten gelehnt sein. Lassen Sie Ihr Bein ruhig unter dem Zug liegen oder beugen und strecken Sie es immer wieder.

Gewichtsabnahme bei Bedarf Übergewicht und Fettleibigkeit erhöhen das Arthroserisiko immens. Übergewichtige Patienten sollten daher abnehmen – je mehr, desto besser. Bereits bei einer Gewichtsabnahme von 5 bis 10 % des Körpergewichtes kann mit einer Verbesserung der Beschwerden gerechnet werden.

Weitere Maßnahmen Reichen die bisher ergriffenen Maßnahmen zur Linderung der Symptome nicht aus, so kann bei einigen auch auf Medikamente, Hilfsmittel wie Gehstützen und passive Therapien wie zum Beispiel Stoßwellen oder Spritzen zurückgegriffen werden.

Nur wenige Betroffene benötigen am Ende tatsächlich einen Gelenkersatz. Er ist die letzte Maßnahme und sollte lediglich bei Patienten in Erwägung gezogen werden, die folgende Kriterien erfüllen:

- röntgenologischer Nachweis einer Arthrose
- deutliche Behinderung
- reduzierte Lebensqualität und
- Schmerzen, die auf andere Behandlungen nicht ansprechen.

Künstliches Hüftgelenk (Totalendoprothese)

Bei einer Totalendoprothese (auch TEP genannt), werden Hüftkopf und -pfanne ersetzt. Hierbei werden hauptsächlich die drei Materialien Keramik, Metall, Polyethylen genutzt.

Die Hüft-TEP gehört zu einer der häufigsten Operationen (ca. 200 000–300 000 jährlich in Deutschland) mit sehr hohen Zufriedenheitsraten bei den Patienten.

Oft ist sogar schon direkt am Operationstag der Schmerz geringer als vorher. Die meisten Patienten können nach drei bis sechs Monaten wieder mehr aktiv sein als vorher.

Mit dem Ergebnis sind die meisten sehr zufrieden: Nach monate- oder jahrelangen Schwierigkeiten bei Alltagstätigkeiten und Verzicht auf viele Freizeitaktivitäten haben sie nun innerhalb weniger Tage bereits kaum noch Schmerzen, eine bessere Funktion und damit auch wieder eine deutlich höhere Lebensqualität.

Wie lange hält die neue Hüfte?

Oft wird eine Haltbarkeit von 20 bis 25 Jahren angegeben. Positiver ausgedrückt zeigen Studien, dass nach 20 Jahren noch 80 % der Patienten ihre Prothese noch haben. Es gibt viele Patienten, bei denen die Prothese auch 30 Jahre und länger hält. Meist ist auch ein Prothesenwechsel möglich.

Wann ist der optimale Operationszeitpunkt?

Pauschal kann man das nicht sagen, aber es gibt Kriterien, die bei der Entscheidung helfen (Tabelle Seite 36):

Erfüllt der Betroffene die in der Tabelle aufgeführten Kriterien und möchte operiert werden, macht eine weitere Verzögerung der Operation – außer der Patient ist zu jung – wenig Sinn. Denn diese

Kriterien für eine Operation

Kriterium	Ja	Nein
Strukturschaden in der Bildgebung		
Coxarthrose: mindestens Grad 3 nach Kellgren und Lawrence oder		
Hüftkopfnekrose: mindestens ARCO 3 c		
Konservative Therapie		
Die Kombination aus medikamentöser und nicht-medikamentöser Therapie (vor allem Information der Patienten, Bewegungstherapie und bei Bedarf Gewichtsabnahme) ist seit mindestens 3 Monaten erfolglos.		
Hoher Leidensdruck		
Die Beschwerden, die den Patienten einschränken, kommen von der Hüfte.		
Die Lebensqualität ist durch die Hüftbeschwerden deutlich eingeschränkt.		

kann ebenfalls zu mehr Schmerzen, höheren Funktionseinbußen und Alltagseinschränkungen sowie einer Verschlechterung der Nebenerkrankungen aufgrund der Immobilität führen und das langfristige Operationsergebnis beeinträchtigen.

Nachbehandlung

Bewegungsverbote Vielen Patienten werden nach der OP bestimmte Bewegungen verboten. Hier sollte genauer selektiert werden: Es gibt keine Hinweise darauf, dass alle Patienten nach einer OP bestimmte Bewegungen wie Beine überschlagen oder auf der Seite liegen nicht durchführen dürfen und können. Bei Patienten mit einer vorhergegangenen oder während der OP entstandenen Luxation zeigen Studien allerdings Vorteile dieser Bewegungsverbote.

Es ist ohnehin kaum möglich, diese Bewegungsverbote strikt im Alltag einzuhalten: Wer auf einem normalen Stuhl sitzt und sich zum Beispiel zum Essen mit dem Oberkörper zum Tisch lehnt, hat in der Hüfte beispielsweise schon mehr als 90° Beugung. Bewegungsverbote verunsichern Patienten noch mehr und können dazu führen, dass sie eine lange Zeit deutlich unter ihren Fähigkeiten bleiben.

Haben Sie keine Angst vor einer Luxation. Nur in den seltensten Fällen und meist nur wenige Wochen nach der Operation (bis ca. zur 6. Woche) besteht ein geringes Risiko dafür (im Durchschnitt unter 2 %). Dies sollte Sie nicht davon abhalten nach einer Operation schmerzadaptiert aktiv zu sein.

Therapieinhalte Grundsätzlich sollten in der Nachbehandlung die Defizite, Ziele und Präferenzen des Patienten im Vordergrund stehen. Viele möchten schnellstmöglich wieder selbstständig werden, ein Hobby ausführen oder arbeiten können. Dazu muss der Patient sein Bein im Alltag immer mehr belasten und Gehstützen weniger nutzen.

Viele Patienten hatten vor der Prothesenimplantation Monate oder Jahre massive Probleme und müssen sich deshalb erst wieder einen normalen Alltag aufbauen. Einige Bewegungsmuster, wie zum Beispiel das Aufstehen vom Boden, müssen ggf. wieder erlernt werden. Längere Fahrradtouren, Schwimmen oder Nordic Walking konnten einige Patienten schon Jahre nicht mehr durchführen. Für die generelle Fitness ist deshalb auch ein Ausdauertraining wichtig. Fangen Sie zunächst zum Beispiel mit kleinen Spaziergängen an und steigern Sie sich Tag für Tag.

Führen Sie auch ein gezieltes Kraft- und Gleichgewichtstraining durch. Bessere Kraft- und Balancewerte führen zu besseren Ergebnissen bei Alltagsaktivitäten. Die Beweglichkeit reicht in den allermeisten Fällen zunächst aus und spielt eine eher untergeordnete Rolle.

Meilensteine

Normales Gehen Viele Operateure erlauben direkt eine Vollbelastung. Diese sollte sich aber am Schmerz und an der Qualität des Gangbildes orientieren.

Wichtig ist es, direkt nach der Operation ein sauberes Gangbild ohne Hinkmechanismen zu erlernen. Dazu werden am Anfang Gehstützen benötigt.

Ohne Hilfsmittel sollte erst gegangen werden, wenn keine Schmerzen und keine Gangabweichungen mehr erkennbar sind.

Wie kann ich mich bestmöglich auf eine Hüft-OP vorbereiten?

Unsere Hüfte ist kein isoliertes Gelenk, sondern ist in unseren Körper eingebettet, in dem beinahe alles zusammenhängt.

Verringern Sie generelle Entzündungen im Körper Alles, was auf den Entzündungszustand unseres Körpers einwirkt, beeinflusst auch, wie erfolgreich eine OP an der Hüfte verläuft. Ein entzündetes Hüftgelenk zu operieren ist immer ein Risiko: Wunden heilen schlecht, das Komplikationsrisiko ist höher und das Ergebnis oft schlechter.

Nehmen Sie ab, wenn Sie übergewichtig sind. Lassen Sie andere Erkrankungen behandeln: Je mehr Nebenerkrankungen wir haben und je schwerwiegender diese sind, desto negativer ist der Einfluss auf das Operationsergebnis.

Passen Sie Ihren Lebensstil an Behalten Sie Alltagstätigkeiten möglichst lange bei: Dass wir unsere Alltagsaktivitäten bewältigen und zur Arbeit gehen können, ist wichtig für unser Wohlbefinden. Für die meisten Betroffenen ist es sehr belastend, bei jeglichen Tätigkeiten auf Hilfe angewiesen zu sein. Bewegen Sie sich generell: Halten Sie sich bis zur OP so fit wie möglich. Achten Sie auf eine gesunde Ernährung. Alkohol und Rauchen sollte vermieden werden.

Schlafen Sie gut und ausreichend: Für einen guten Gesundheitszustand ist es wichtig, dass unser Körper sich erholen kann. Wie viel Schlaf jeder Einzelne braucht, ist individuell verschieden. Wer dauerhaft weniger als 7 Stunden am Tag schläft, hat ein um 1,7-fach erhöhtes Verletzungsrisiko.

Trainieren Sie Ein individuelles Trainingsprogramm hilft vor einer OP, im Alltag besser zurechtzukommen und verbessert Ihre Beweglichkeit, Koordination und Kraft. Es ist besser, von einem muskulär guten Niveau durch die OP auf ein mittleres Niveau abzusacken, anstatt von einem mittleren Niveau auf ein schlechtes Niveau. Studien zeigen: Wer vor der Operation schon konsequent trainiert, ist nach der OP kürzer im Krankenhaus, hat weniger Komplikationen und Schmerzen und braucht weniger Therapie.

Senken Sie Ihr Infektionsrisiko Vermeiden Sie Spritzen ins Gelenk: Im Rahmen der Arthrosebehandlung werden oft Spritzen ins Hüftgelenk injiziert. Diese erhöhen allerdings für Wochen das Infektionsrisiko bei einer Hüft-OP.

Vermeiden Sie akute Infekte Das ist natürlich leichter gesagt als getan, man kann sich ja nicht isolieren. Meiden Sie aber kurz vorher Menschenmassen und halten Sie Abstand von erkälteten Menschen.

Bereiten Sie zuhause alles vor Sie werden nicht zu 100 % fit sein, wenn Sie wieder nach Hause kommen. Organisieren Sie sich deshalb im Vorhinein Hilfe. Wer kann Sie zum Arzt oder zur Physiotherapie fahren? Machen Sie schon mal Termine aus. Wer kauft ein? Stocken Sie Ihre Lebensmittelvorräte vorher etwas auf und kochen Sie etwas vor. Räumen Sie Dinge, die Sie häufig brauchen, auf eine bequem erreichbare Höhe. Besorgen Sie sich Hilfsmittel wie einen langen Schuhlöffel oder einen Hocker fürs Bad. Üben Sie den Umgang mit Gehstützen, sodass Sie nach der OP sicherer sind.

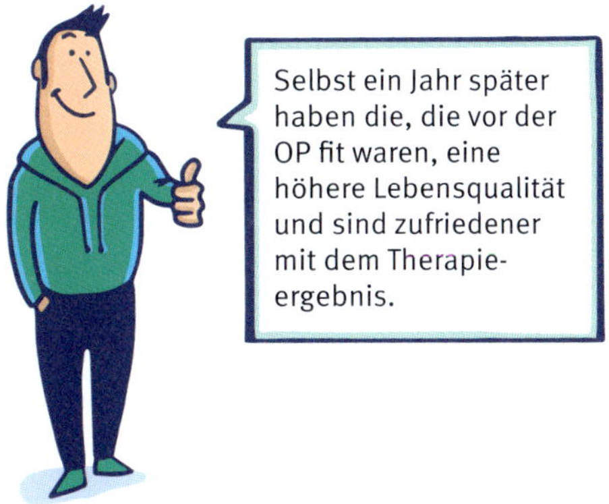

Autofahren können einige nach 3 bis 6 Wochen wieder.

Arbeitsunfähigkeit Die Dauer der Arbeitsunfähigkeit hängt davon ab, wie körperlich fordernd Ihr Beruf ist und wie Sie zur Arbeit kommen. Letztendlich können viele bereits nach 6 bis 12 Wochen wieder zur Arbeit zurückkehren.

Sport Auch mit künstlichem Gelenk sollen Sie wieder Sport treiben. Welcher Sport geeignet ist, sollten Sie mit ihrem Arzt und Therapeuten besprechen. Ihr Ziel sollten 8000 bis 10 000 Schritte am Tag sein. Eine Verdopplung der Schrittzahl von 4000 auf 8000 Schritte kann die Lebensdauer und -qualität deutlich verbessern. Wann Sie wieder Sport machen können, hängt einerseits von Ihrem Zustand, aber auch von der Sportart ab:

- Fahren Sie zum Beispiel Fahrrad, dann sollten Sie schnell abbremsen und absteigen können. Wenn Sie Tennis spielen oder Ski fahren, muss ihr gesamter Körper noch viel fitter sein. Hierzu sollten funktionelle Tests durchgeführt werden, die beurteilen, wie leistungsfähig Sie sind.
- Intensive Dehnübungen, wie sie zum Beispiel im Yoga zum Teil vorkommen und Impact-Sportarten wie zum Beispiel Joggen, sollten grundsätzlich frühestens nach 3 Monaten begonnen werden.
- In Sportarten mit schnellen Richtungswechseln und Abbrems-/Abstoppbewegungen, wie Handball, Fußball oder Volleyball, sollten Sie mindestens ein halbes Jahr Pause einlegen.

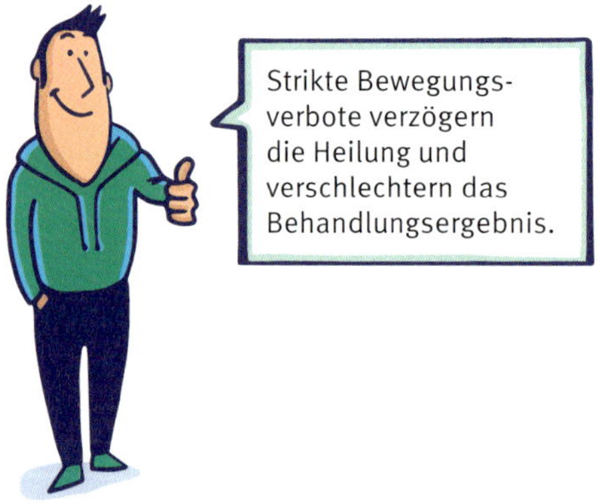

Faktoren, die Hüftschmerzen beeinflussen

Personen mit ähnlichen Veränderungen in der Bildgebung haben oft ganz unterschiedliche Beschwerden. Das Treibermodell hilft dabei, dies zu erklären.

Warum haben Personen mit ähnlichen Veränderungen in bildgebenden Verfahren oft ganz unterschiedliche Schmerzen und Beschwerden im Alltag? Die Erklärung ist einfach und doch für Patienten sehr schwer nachzuvollziehen. Schmerzen, Bewegungseinschränkungen und Funktionsdefizite im Alltag haben meist verschiedenste Ursachen. Häufig verbalisieren Patienten, aber auch medizinische Dienstleister, eine einzige mechanische Ursache dafür. Es werden Muskeln, Faszien, Bänder, Knochen, Nerven oder andere bindegewebige Strukturen für die Beschwerden verantwortlich gemacht. Das entspricht aber nicht den aktuellen Forschungsergebnissen.

Das biomechanische Denkmodell reicht nicht aus

Schon lange ist bekannt, dass ein solches rein biomedizinisches bzw. biomechanisches Denkmodell nicht ausreichend ist, um die Komplexität von Schmerzen und anderen Beschwerden zu erklären. Selbst die Weltgesundheitsorganisation (WHO) hat schon in den 80er-Jahren auf dieses Problem hingewiesen. Diese rein mechanische Betrachtungsweise führt nachweislich zu falschen Behandlungsansätzen und schlechteren Behandlungsergebnissen. Leider ist in den letzten Jahren nicht zu erkennen, dass von dieser Weise der Betrachtung abgewichen wird. Im Internet findet man immer mehr sehr einfache mechanische Erklärungsmodelle für Beschwerden, die oft das Ziel haben, etwas zu verkaufen und durch wenig Eigenaktivität des Patienten eine Lösung herbeizuführen.

Um Beschwerden besser zu verstehen und zu behandeln, ist das Treibermodell hervorragend geeignet. Es beschreibt fünf Bereiche, die Einfluss auf ein Beschwerdebild haben.

Die fünf Bereiche des Treibermodells

Das primär theoretische Modell wurde entworfen, um einen mehrdimensionalen Überblick über alle Faktoren zu geben, die muskuloskelettale Schmerzen und Ein-

Treibermodell: Fünf Bereiche, die Einfluss auf ein Beschwerdebild haben können.

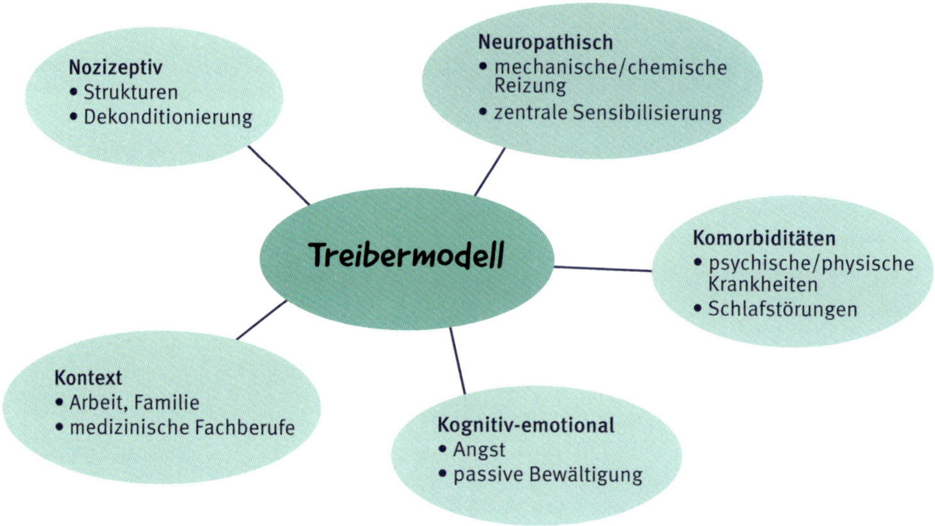

schränkungen verursachen bzw. beeinflussen können.

Folgende Bereiche gehören zum bio-psychosozialen Erklärungsmodell und können einen umfangreicheren Einblick in Ursachen und Behandlungsansätze von Beschwerden geben:

- nozizeptive Treiber
- neuropathische Treiber
- Komorbiditätstreiber
- kognitiv-emotionale Treiber
- Kontexttreiber

Nozizeptive Treiber

Nozizeptoren sind Gefahrenmelder. Diese können mechanische, chemische und thermische Reize ans Gehirn melden. Das Gehirn entscheidet dann, ob die Reize als Schmerz empfunden werden. Zu den nozizeptiven Treibern zählen strukturelle Veränderungen und Verletzungen von Strukturen, die Nozizeptoren, aber keine neuralen Strukturen enthalten. Dazu gehören Bänder, Kapseln sowie die Muskulatur.

Therapeutisch gibt es hier eine Vielzahl von Behandlungsansätzen, die versuchen, diese Treiber positiv zu beeinflussen. Gerade gezielte Bewegung bzw. Training scheint einen relevanten Einfluss auf die Heilung von Strukturen zu haben. Eine langsam ansteigende Belastung erweist sich dabei oft als zielführende Lösung. Rein passive Behandlungsmethoden sind dauerhaft nicht geeignet, um Verbesserungen herbeizuführen.

Neuropathische Treiber

Neuropathische Treiber sind Schädigungen oder Sensibilisierungen des zentralen oder peripheren Nervensystems. Die Unterscheidung zu rein nozizeptiven Treibern ist wichtig, da das langfristige Ergebnis ein anderes sein wird. So haben Patienten mit neuropathischen Schmerztreibern grundsätzlich eine schlechtere Prognose.

Ärzte/Ärztinnen und Therapeuten/-innen können diese Treiber über eine ausführliche neurologische Untersuchung ein- bzw. ausschließen.

Komorbiditätstreiber

Zu den Komorbiditätstreibern gehören das Vorliegen von körperlichen und mentalen/psychischen Begleiterkrankungen.

Zu den physischen Begleiterkrankungen, die einen Einfluss auf die Prognose und auf die Behandlung haben, zählen Diabetes mellitus, rheumatische Erkrankungen, kardiovaskuläre Erkrankungen, hoher BMI etc. Einige dieser Erkrankungen lassen sich durch gezielte Bewegungs- und Ernährungsprogramme sehr positiv beeinflussen.

Zu den psychischen Begleiterkrankungen zählen Angststörungen und Depressionen. Diese Erkrankungen müssen bei Bedarf von einem Experten diagnostiziert und behandelt werden. Erste Hinweise liefert Ihnen der Patient Health Questionnaire 4 (PHQ-4) (weitere Informationen: siehe Gesundheitsrondell, zu finden unter Empfehlungen von Volker Sutor und Saskia Kayser, Seite 159).

Weiter gehören Rauchen und Schlafstörungen zu den beinflussbaren Faktoren.

Schlafstörungen können das Schmerz- und Wohlempfinden massiv beeinträch-

Tipps für einen besseren Schlaf

Fragebogen: Füllen Sie einen Fragebogen aus (z. B. Regensburger Insomnie Skala), um herauszufinden, ob Sie unter einer Schlafstörung leiden.

Napping: Vermeiden Sie kurzes Schlafen nachmittags (nach 15 Uhr).

Geräusche: Versuchen Sie, eine ruhige Schlafumgebung zu schaffen.

Melatonin: Nutzen Sie natürliche Melatoninquellen (Himbeeren, Sauerkirschen, Gojibeeren, etc.) und vermeiden Sie künstliche Melatoninprodukte.

Temperatur: Sorgen Sie für eine gleichmäßige Raumtemperatur (eher kühler, ca. 18–20 °C).

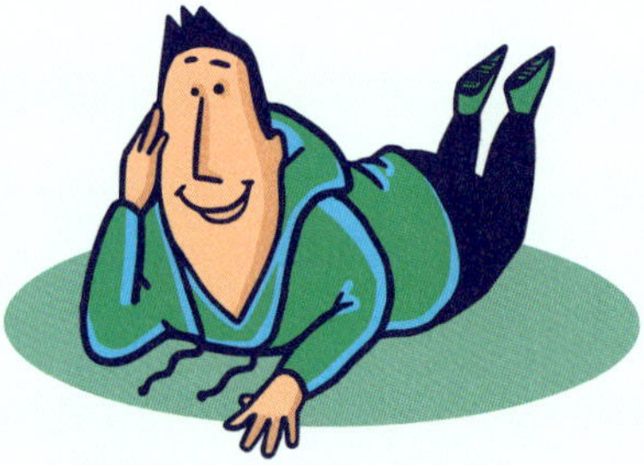

Medikamente: Keine Schlaftabletten ohne ärztliche Verordnung.

Uhrzeit: Halten Sie regelmäßige Schlafzeiten ein (zu Bett gehen und aufstehen).

Koffein: Verzichten Sie auf koffeinhaltige Getränke und Speisen bis zu 4 Stunden vor dem Einschlafen.

Dauer: Versuchen Sie, mindestens 7 Stunden zu schlafen.

Elektronische Geräte: Nutzen Sie keinen Computer, Tablet, Fernseher, Handy, etc., bevor Sie ins Bett gehen.

Licht: Versuchen Sie, alle Lichtquellen zu eliminieren und das Schlafzimmer komplett abzudunkeln.

tigen und sind für eine Vielzahl von Folgebeschwerden wie Demenz und kürzere Lebensdauer verantwortlich.

Mit der Regensburger Insomnie Skala (weitere Informationen: siehe Gesundheitsrondell, zu finden unter Empfehlungen von Volker Sutor und Saskia Kayser, Seite 159) können Sie ihre Schlafqualität überprüfen und Empfehlungen ableiten.

Rauchen hat bekanntermaßen einen sehr großen Einfluss auf viele Erkrankungen. Vielen ist dennoch unbekannt, dass Rauchen auch orthopädische Erkrankungen negativ beeinflussen kann. Rauchen reduziert die Durchblutung und den Stoffwechsel von Gewebsstrukturen und hemmt damit die Wundheilung und die Neubildung von Gewebe. Weiter kommt es bei Rauchern auch zu mehr Infektionen und anderen Komplikationen nach operativen Eingriffen. Deswegen würde sich auch eine temporäre Unterbrechung des Rauchens mit Beginn vor der Operation bis 4 bis 12 Wochen nach der Operation als extrem nützlich erweisen, wenn ein komplettes Einstellen des Rauchens nicht gewollt oder machbar ist. Je weniger Komorbiditäten vorliegen, desto besser ist die Prognose der Beschwerden.

Kognitiv-emotionale Treiber

Bei kognitiv-emotionalen Treibern handelt es sich um den Einfluss des Denkens und des Fühlens der Patienten. Wie geht ein Mensch mit seinen Beschwerden um? Ignoriert er die Schmerzen und versucht alles so wie bisher zu machen? Oder bewegt er sich vor lauter Angst gar nicht mehr und vermeidet Bewegungen, die von sogenannten ›Experten‹ als gefährlich oder ungesund bezeichnet wurden. Verschiedene Fachbegriffe beschreiben ein solch fehlerhaftes Verhalten.

Gutes Wissen und rationaler Umgang mit Schmerz sind hier ein Schutzfaktor. Patienten kann man dazu die Internetseite einer Non-Profit-Organisation empfehlen, welche über den richtigen Umgang mit Schmerz aufklären möchte (weitere Informationen: siehe Gesundheitsrondell, zu finden unter Empfehlungen von Volker Sutor und Saskia Kayser, Seite 159). Auf dieser Seite findet man mehrere einfache Präsentationen, welche die Problematik akuter und chronischer Schmerzen erklären.

Kontexttreiber

Zu den Kontexttreibern zählen die das soziale und berufliche Umfeld betreffende Faktoren des Patienten. Weiter werden medizinische Fachgruppen, mit denen sie Kontakt haben, oder der Einfluss der Medien dazu gezählt.

Soziale Faktoren, welche das Therapieergebnis beeinflussen können, sind unter anderem: die Familie, der Zugang zu Rehabilitation sowie Versicherungsleistungen.

Insbesondere die Kommunikation innerhalb des sozialen Umfeldes und der Gesundheitsdienstleister spielen eine entscheidende Rolle im Aufbau von »Glaubensgrundsätzen« hinsichtlich der Therapie. So können vor allem negativ formulierte Äußerungen und das Schüren von Angst dazu führen, dass Patienten einen mehr passiven Lösungsansatz wählen.

Leider kommt es immer wieder dazu, dass sich Betroffene von Laien, die eine eigene Erfahrung gemacht haben, massiv beeinflussen lassen. Die subjektive Erfahrung einer Person, die meist dazu noch kein Experte in diesem Bereich ist, sollte Sie nicht verunsichern oder gar dazu verleiten, Anpassungen in Ihrer von Experten vorgegeben Therapie zu machen. Jeder Fall ist individuell und kann nicht auf eine andere Person übertragen werden.

Noch dramatischer ist in den letzten Jahren der zunehmende Einfluss von Social Media. Hier geben vermehrt Laien oder sogenannte Pseudoexperten Ratschläge, die weit weg von wissenschaftlichen Empfehlungen sind. Bitte lassen Sie sich hier nicht zu sehr beeinflussen oder verunsichern. Hören Sie auch auf Ihren eigenen Körper und lassen Sie sich bei Unklarheiten von echten Spezialisten beraten.

Auch die Arbeit betreffende Faktoren haben einen nicht unerheblichen Einfluss auf das Ergebnis der Therapie und die Rückkehr an den Arbeitsplatz. Zu diesen Faktoren gehören unter anderem die Arbeitszufriedenheit, Anerkennung bei

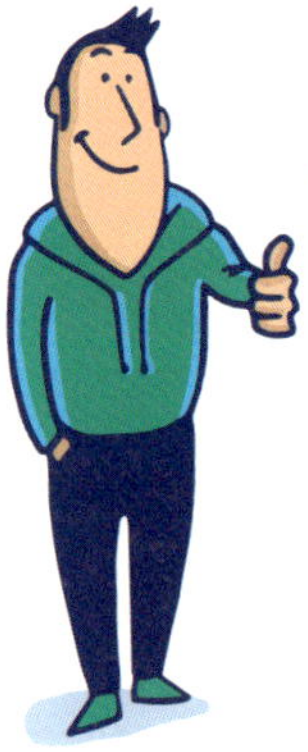

Eine verletzte Struktur reicht meist zur Erklärung von Hüftbeschwerden nicht aus. Es müssen viele persönliche Faktoren berücksichtigt werden. Diese können wir zum Großteil selbst beeinflussen.

der Arbeit, subjektives Stressgefühl, subjektive Bewertung der körperlichen Belastung durch die Arbeit, Gesetzgebung hinsichtlich des Umgangs mit Krankschreibungen sowie die Arbeitsplatz-Beeinflussbarkeit.

Ernährung

In unserer schnelllebigen Zeit muss das Essen oft schnell gehen und natürlich auch gut schmecken. Gerade in den häufig konsumierten Fast Food- und Fertigprodukten sind oft Unmengen an Zucker und Zusatzstoffen, aber nur wenig von den Nährstoffen, die unser Körper braucht.

Eigentlich weiß es jeder: Übergewicht und Fettleibigkeit haben zahlreiche negative Auswirkungen auf unseren Gesundheitszustand und unsere Lebensqualität. Das weiße Fettgewebe fördert zudem Entzündungsprozesse im gesamten Körper. Wenn es um das Thema Übergewicht und Fettleibigkeit geht, kann man fast schon von der größten Pandemie des 20. Jahrhunderts sprechen. Denn der durchschnittliche BMI (Body-Mass-Index) hat weltweit in den letzten 30 Jahren um durchschnittlich 0,1 kg/m^2 pro Jahr bei Männern und 0,26 kg/m^2 bei Frauen zugenommen. Dabei geht die Schere immer weiter auseinander: Die ohnehin schon Fettleibigen nehmen weiter zu und die Untergewichtigen werden immer dünner. Bis 2030 wird erwartet, dass die Diagnose Fettleibigkeit in Europa die Zahl der Hüftgelenkersatzoperationen um 149 % erhöhen wird.

Aber auch für Normalgewichtige ist die Ernährung wichtig: Wer mehr entzündungsfördernde und gleichzeitig weniger entzündungshemmende Nahrungsmittel zu sich nimmt, hat eher Probleme mit seinen Gelenken. Mikronährstoffe haben zudem über ihren Einfluss auf Entzündungsprozesse eine Wirkung auf chronische Schmerzen. Es ist nie zu spät, um von einer gesunden Ernährung zu profitieren. Selbst 40-jährige Frauen und Männer können ihre Lebenserwartung noch um 9 Jahre und 70-jährige um 5 Jahre erhöhen, wenn sie sich umstellen.

Der Eatwell-Guide

Das Ziel vom Eatwell-Guide ist eine gesunde und ausgewogene Ernährung. Er unterteilt Lebensmittel und Getränke in fünf Hauptnahrungsmittelgruppen und gibt an, welchen Anteil welche Lebensmittelgruppe an unserer Gesamtnahrung, also über einen Tag/Woche/Monat, ausmachen sollte. Versuchen Sie, möglichst viele verschiedene Lebensmittel aus jeder Gruppe zu essen, um eine möglichst breite Palette an Nährstoffen zu erhalten.

Obst und Gemüse sollte etwas mehr als ein Drittel unserer Lebensmittel ausmachen. Sie sind eine gute Quelle für Vitamine, Mineralien und Ballaststoffe. Man sollte täglich allerdings höchstens 150 ml Fruchtsäfte und Smoothies trinken.

Stärkehaltige Lebensmittel sind ein guter Energielieferant und enthalten viele Nährstoffe. Wählen Sie ballaststoffreichere oder Vollkornsorten wie Vollkornnudeln und braunen Reis aus oder lassen Sie einfach die Schale an den Kartoffeln.

Eiweißquellen sollten einen kleineren Anteil bilden. Essen Sie mageres Fleisch und Hackfleisch. Vermeiden Sie rotes und verarbeitetes Fleisch wie Speck, Schinken und Würstchen. Hülsenfrüchte sind eine gute Alternative zu Fleisch, da sie wenig Fett enthalten und eine gute Quelle für Ballaststoffe und Eiweiß sind.

Milch(ersatz)produkte sind gute Eiweiß-, Vitamin- und Kalziumlieferanten, was für unsere Knochengesundheit wichtig ist. Wählen Sie möglichst fett- und zuckerreduzierte Produkte aus.

Verzehren Sie nur selten Nahrungsmittel mit hohem Fett-, Salz- und Zuckergehalt wie Ketchup, Kekse, Chips, Kuchen, Eis, Erfrischungsgetränke, Butter und Schokolade.

Ausreichend trinken Unsere Gelenke beinhalten in erster Linie Gelenkflüssigkeit, welche hauptsächlich aus Wasser besteht.

Eiweiß

Um größer und stärker zu werden, brauchen unsere Muskeln nicht nur die richtigen Reize, also das Training, sondern auch genügend »Baumaterial« – das Eiweiß. Wenn wir unserem Körper kein gutes und ausreichendes Material zum Muskelaufbau geben, quälen wir uns mehr oder weniger beim Training umsonst. Wer hingegen genug Eiweiß zu sich nimmt, trainiert effektiver.

Was muss ich beachten? Wie viel Eiweiß Sie benötigen, ist individuell verschieden und lässt sich pauschal nicht sagen. Gesunde Erwachsene sollten täglich 0,8 bis 1 g Eiweiß pro kg Körpergewicht zu sich nehmen. Ältere Menschen brauchen mehr, da sie Nährstoffe schlechter aufnehmen. Bei gesunden Menschen über 65 Jahren geht man von einem Bedarf von 1 bis 1,2 g Eiweiß pro kg Körpergewicht aus. Wer sehr aktiv, krank oder adipös ist, braucht mehr. Hier geht man von mindestens 1,2 g Eiweiß pro kg Körpergewicht aus. Eiweiße sind zum Beispiel in Fleisch, Fisch, Hülsenfrüchten, Nüssen, Samen, Eier und Milchprodukten enthalten.

Ernährungskreis: Der Eatwell-Guide gibt an, welchen Anteil die einzelnen Lebensmittelgruppen an unserer Gesamtnahrung haben sollten.

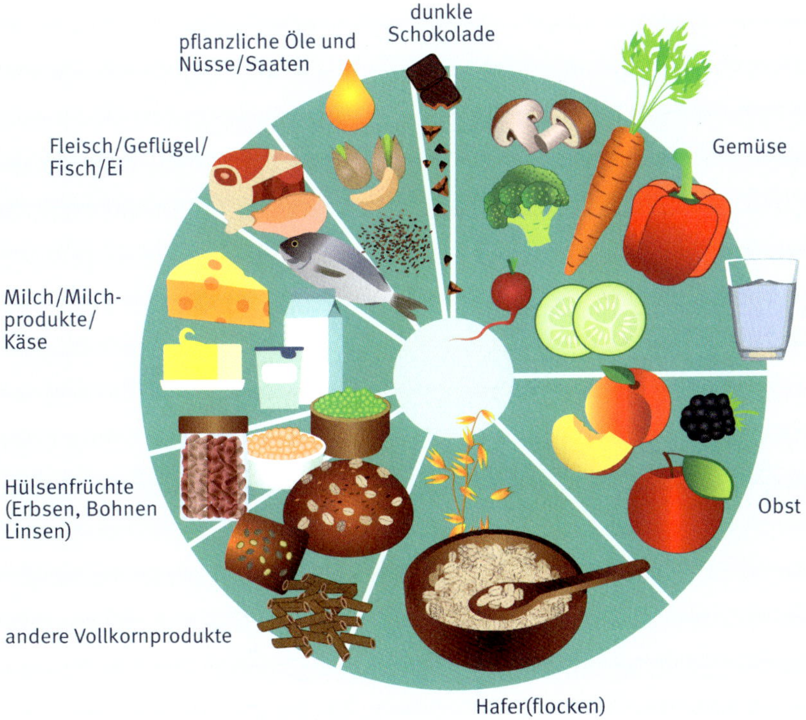

Iburg A. Mit Hafer gegen die Fettleber. 1. Auflage. Stuttgart: TRIAS; 2024

Nahrungsmittel

Oft macht die Hüfte Beschwerden, weil sie entzündet ist. Diese Entzündung lässt sich auch über konkrete Lebensmittel beeinflussen. Versuchen Sie bewusst, vermehrt entzündungshemmende Nahrungsmittel zu essen und entzündungsfördernde zu vermeiden.

Entzündungshemmende Lebensmittel

- Obst: Beeren wie Blau-, Him- und Erdbeeren oder Hagebutte, Zitrusfrüchte wie Zitrone, Limette, Grapefruit, Orange, Pomelo oder Sanddorn
- Gemüse: Paprika, Tomate, Zwiebeln, Lauch, Fenchel, Kohl
- Hülsenfrüchte wie Erbsen, Bohnen oder Linsen
- Nüsse und Samen wie Wal- und Haselnüsse, Lein- oder Chiasamen
- Pflanzenöle wie Raps-, Oliven- oder Walnussöl
- fettiger Fisch wie Lachs, Makrele oder Thunfisch
- Gewürze: Curcuma, Curry, Kreuzkümmel, Zimt, Ingwer, Oregano, Fenchel, Anis, Chili, Kakao
- Grüntee

Entzündungsfördernde Lebensmittel

- Genussmittel wie Kaffee, Schwarztee, Alkohol und Nikotin
- Süßigkeiten
- Fastfood
- tierisches Eiweiß und Fett: zum Beispiel in Fleisch, Fisch, Milch und Ei

Wundheilung

Egal ob Sie sich den Oberschenkel aufgeschürft, das Bein verdreht haben oder an der Hüfte operiert wurden, es kommt zum Wundheilungsprozess.

Die Phasen der Wundheilung

Bei der Wundheilung wird die Wunde durch Wiederherstellung oder narbigen Ersatz des beschädigten Körpergewebes verschlossen.

1. Entzündungsphase

Gewebe reagiert auf Verletzungen und Operationen mit einer Entzündung. Der Körper hält zu Beginn die Einblutung möglichst gering, indem sich die Gefäße zusammenziehen und durch einen Blutpfropf abgedichtet werden. Anschließend weiten sich die Gefäße wieder.
Die verletzte Hüfte wird jetzt heiß und der Oberschenkel/das Gesäß können anschwellen. Nun werden Nährstoffe, Sauerstoff und Zellen, die bei der Reparatur und Keimbekämpfung helfen, in die Wunde transportiert. Keime, Abfallstoffe etc. werden gleichzeitig abtransportiert. Die Verletzungsstelle wird empfindlicher. Diese Phase dauert individuell sehr unterschiedlich (meist 3–14 Tage) und kann von Ihnen positiv beeinflusst werden.

Solange Sie Ruhe-, Nacht- und/oder Dauerschmerz haben, befinden Sie sich meist noch in dieser Phase. Wärme, Rötung und Schwellung können auch noch nach dieser Phase vorhanden sein!

2. Proliferationsphase

In dieser Phase ist die Hüfte nicht mehr so heiß, aber noch warm, und wir können uns schon besser bewegen. Der Körper bildet jetzt neues Gewebe und verschließt damit die Wunde. Die Wunde wird zunehmend stabiler. Wir sollten uns bewegen, um ausreichend Wachstumsreize an das Gewebe zu geben, aber extreme Belastungen vermeiden. Auch bei einfachen Alltagsbewegungen können noch Schmerzen vorhanden sein (Schmerzampel nicht mehr als 3–5/10). Die Dauer dieser Phase ist abhängig davon, welches Gewebe verletzt wurde. Muskelgewebe benötigt zum Beispiel 2 bis 3 Wochen, Bänder 3 bis 6 Wochen, Sehnen 6 bis 10 Wochen und die Kapsel 6 bis 12 Wochen.

3. Reparationsphase

In dieser Phase wird die Qualität des neuen Gewebes verbessert, sodass diese am Ende der Phase belastbar genug für all unsere Alltagsanforderungen ist. Die Temperatur ist jetzt nur noch leicht erhöht und wir haben nur noch bei ganz bestimmten und hohen Belastungen, wie sie zum Beispiel im Beruf oder Sport auftreten können, Beschwerden.

Einflussfaktoren auf die Heilung

Es gibt viele Faktoren, die beeinflussen, wie schnell wir nach einer Verletzung wieder fit sind und wie gut das Ergebnis wird:

- Ausmaß der Verletzung
- Alter
- allgemeine Fitness
- Ernährung
- Körpergewicht
- Begleiterkrankungen, zum Beispiel Diabetes mellitus oder Herz-Kreislauf-Erkrankungen
- Medikamente
- Genussmittel wie Nikotin und Alkohol
- Belastung – zu viel und zu wenig ist nichts!
- Hormone
- Durchblutung an der Verletzungsstelle und im gesamten Körper
- Fremdkörper, zum Beispiel Metall aus einer OP
- Infektionen

- Psyche
- Stress
- soziales Umfeld
- Arbeitsplatz
- finanzielle Situation
- Bildung
- Zugang zu medizinischer Hilfe
- …

Mit dem Thermometer die Heilung verfolgen

Der Temperaturunterschied zwischen betroffener und gesunder Seite spiegelt das Ausmaß der Entzündung wider. Die erhöhte Temperatur zeigt Ihnen, dass die betroffene Hüfte besser durchblutet ist, was für eine optimale Heilung wichtig ist. Im Heilungsverlauf sollte der Temperaturunterschied abnehmen. Bei großen Hüftverletzungen ist die Temperatur oft noch bis zu einem Jahr erhöht. Für die Temperaturmessung können Sie ein Infrarot-Thermometer verwenden. So gehen Sie vor:

- Ziehen Sie Ihre Hose aus, sodass beide Hüften frei sind und warten Sie acht Minuten. Ansonsten kann Ihre Kleidung die Temperaturmessung verfälschen.
- Suchen Sie mit dem Thermometer die wärmste Stelle Ihrer schmerzenden Hüfte. Dies ist der Ort mit der größten Entzündung.
- Messen Sie die Temperatur an der gleichen Stelle an der anderen Hüfte.

Welche Konsequenz hat die Temperaturmessung für mich?

Die Temperaturdifferenz liegt in Ruhe bei:

- … unter 2 °C: alles in Ordnung
- … über 2 °C (bei Prothesen über 4–5 °C): Ihre Entzündung ist überschießend. Legen Sie sich aufs Sofa und gönnen Sie Ihrer Hüfte die notwendige Ruhe. Jetzt kann es sinnvoll sein, vorübergehend Kälte und Entzündungshemmer einzusetzen. Messen Sie am nächsten Tag noch mal nach.
- … steigt nach Aktivität
  - … um weniger als 1 °C: alles in Ordnung
  - … um mehr als 1 °C: Machen Sie eine Pause von 1–2 Tagen, bis Sie keinerlei Beschwerden mehr haben. Bewegen und belasten Sie sich weiterhin, aber nicht mehr so lange oder intensiv.

Test: In welcher Wundheilungsphase sind Sie?

Kreuzen Sie die Aussagen an, die auf Sie zutreffen.

Wie lange ist die OP/Verletzung her? Wie lange halten die Beschwerden schon an?

- ☐ a) unter 5 Tage
- ☐ b) unter drei Monate
- ☐ c) über drei Monate

Wie stark sind Ihre Schmerzen? Schätzen Sie Ihre durchschnittliche Schmerzintensität auf einer Skala von 0 bis 10 ein: 0 = kein Schmerz, 10 = schlimmster Schmerz, den Sie sich vorstellen können. Im Durchschnitt liegt meine Schmerzintensität bei ...

- ☐ a) über 6
- ☐ b) 4 bis 6
- ☐ c) unter 4

Wann haben Sie Schmerzen?

- ☐ a) immer, auch in Ruhe und nachts
- ☐ b) bei bestimmten Bewegungen
- ☐ c) höchstens bei sehr belastenden Tätigkeiten und Sport

Wie weit ist Ihre Temperatur im Seitenvergleich erhöht?

- ☐ a) immer über 2 °C (bei Prothesen über 3 °C)
- ☐ b) nur nach Belastung, wie sie im Alltag auftritt, über 2 °C
- ☐ c) nur nach dem Sport etwas

Wie groß ist Ihre Schwellung?

- ☐ a) mein ganzes Bein ist dick und bunt
- ☐ b) am Oberschenkel ist das Bein noch etwas dick
- ☐ c) ich habe eigentlich keine Schwellung mehr

Auswertung

Überwiegend a) angekreuzt: Entzündungsphase
Überwiegend b) angekreuzt: Proliferationsphase
Überwiegend c) angekreuzt: Reparationsphase

Was das für Sie bedeutet, erfahren Sie auf den folgenden Seiten.

Entzündungsphase

In der Entzündungsphase gilt es, das verletzte Gewebe zu schützen und die optimalen Bedingungen für die Heilung zu schaffen. Weniger ist jetzt oft mehr!

Das Akronym »POLICE« hilft jetzt, sich die Empfehlungen der Entzündungsphase besser merken zu können. Dadurch bewahren Sie Ihr Gewebe vor einer erneuten Verletzung und schaffen die idealen Heilungsbedingungen.

POLICE

P = Protect = Schutz Schützen Sie ihr Gelenk vor übermäßiger Belastung und Bewegungen.

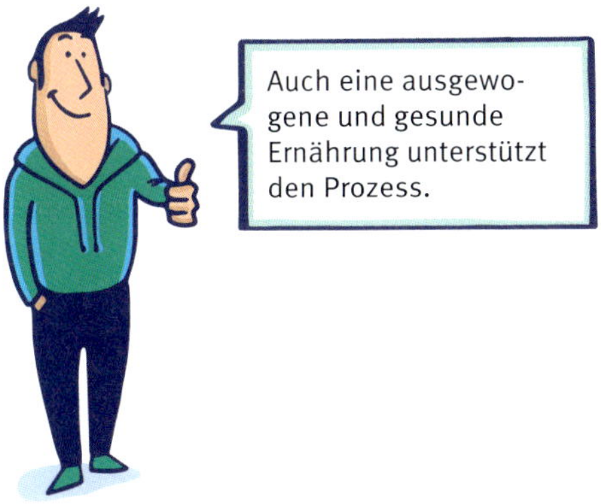

Fahren Sie die Belastung auf die Hüfte für ein paar Tage zurück, indem Sie Gehstützen verwenden und Ihr Bein in Ruhe lassen. Bewegen und belasten Sie Ihre Hüfte lediglich im schmerzfreien oder -armen Bereich. Das heißt aber keinesfalls, dass Sie nun auf dem Sofa liegen sollen. Den Rest des Körpers können und sollen Sie sogar bewegen!

Es ist normal, dass Sie jetzt nachts immer wieder aufwachen, weil Sie Schmerzen haben oder schlecht einschlafen können. Ruhen Sie sich aus und versuchen Sie ausreichend und möglichst gut zu schlafen. Bei größeren Verletzungen ist es normal, dass man zu Beginn der Wundheilung einen erhöhten Schlafbedarf hat.

OL = Optimal Loading = optimale Belastung Eine längere Inaktivität beeinträchtigt die Heilung genauso wie ein zu viel an Belastung. Eine zu lange Schonung führt nicht nur zu schlechteren Behandlungsergebnissen, sondern auch zum Abbau der generellen körperlichen Fitness und der gesunden Strukturen. Bewegen und belasten Sie sich also so viel wie möglich! Steigern Sie sich dabei Tag für Tag. Wie viel Belastung Sie vertragen, können Sie mittels Temperaturmessung oder Schmerzampel beurteilen.

I = ICE = Eis/Kühlen, bei Bedarf Nach Verletzungen wird häufig propagiert, dass Betroffene tage- oder wochenlang eine Eispackung auf die betroffene Körperregion legen und sie damit kühlen sollen. Doch ist das wirklich sinnvoll? Auf der einen Seite gibt es bezüglich der Wirkung auf die Gewebeheilung kaum Studien, die an Menschen durchgeführt wurden. Einige Tierstudien deuten jedoch darauf hin, dass Eisanwendungen die Heilung verzögern können. Es konnte zudem wissenschaftlich nie bestätigt werden, dass Kühlen Schwellungen mindert. Kälte reduziert die Hauttemperatur, wodurch viele Betroffene weniger Schmerzen empfinden. Manche Patienten können deshalb auf Schmerzmittel verzichten oder diese zumindest reduzieren.

Daher kann aktuell nur in den ersten sechs bis zwölf Stunden nach der Verletzung empfohlen werden, die Verletzung zu kühlen mit dem Ziel die Schmerzen und möglicherweise weitere Einblutungen zu mindern.

Später macht das Kühlen nur in folgenden Situationen Sinn:

- Der Betroffene hat dadurch weniger Schmerzen und kann auf Schmerzmittel verzichten/sie reduzieren.
- Die Hauttemperatur ist übermäßig erhöht (siehe Temperaturmessung).

Lassen Sie aber keinesfalls stundenlang eine Eispackung oder Ähnliches auf Ihrer Hüfte liegen, sondern kühlen Sie bei Bedarf für max. 15 bis 20 Minuten. Wickeln Sie kalte Kompressen immer zum Beispiel in ein Handtuch ein, um Kälteschäden der Haut vorzubeugen.

C = Compression = Kompression Ein Druckverband verhindert nach Verletzungen, dass die betroffene Stelle weiter anschwillt und mindert die Einblutung ins Gewebe unmittelbar nach dem Unfall. Befestigt man allerdings einen Kompressionsverband an der Hüfte, so kann der Betroffene sich kaum mehr bewegen, geschweige denn aufstehen und zum Beispiel selbst zur Toilette gehen. Daher ist er direkt an der Hüfte nur in absoluten Ausnahmefällen sinnvoll.

Wenn jedoch auch das Bein dick ist, hilft ein Kompressionsstrumpf oder -verband vom Fuß bis knapp unter die Leiste oder in Form einer Strumpfhose, um zu vermeiden, dass die Schwellung noch größer wird und der Schwerkraft nach immer weiter in den Fuß absinkt.

E = Elevation = Hochlagern Lagern Sie das verletzte und geschwollene Bein so oft wie möglich über Herzniveau, sodass die Schwellung zurückgeht. Legen Sie sich hierfür beispielsweise auf den Rücken und unterlagern Sie das komplette Bein mit Kissen und Decken. Hüfte und Knie sollten dabei nur leicht gebeugt sein. Der Fuß sollte am höchsten liegen. Jetzt können Sie den Abtransport von Gewebeflüssigkeit weiter unterstützen, indem Sie in dieser Position den Fuß anziehen und von sich wegstrecken.

Umgang mit akuten Schmerzen

Neu auftretende Hüftschmerzen Verfallen Sie erstmal nicht in Panik! Schmerzen im Hüftbereich sind grundsätzlich nichts Ungewöhnliches. Wer seine Beschwerden allerdings ignoriert, ist auf dem Holzweg. Inaktivität ist langfristig nicht die Lösung. Denn bei zu langer Schonung bauen nicht nur unsere verletzten, sondern auch unsere gesunden Strukturen ab und werden empfindlicher. Damit nehmen die Schmerzen zu und unsere Leistungsfähigkeit ab. Im Alltag sind wir dann noch eingeschränkter als zuvor. Lediglich bei akuten Entzündungen lindert Schonung kurzfristig die Beschwerden. Langfristig sind gezielte Bewegung und Belastung sowie eine sinnvolle Steuerung der Belastung und die Einbeziehung von Faktoren wie Schlaf, Ernährung, Nebenerkrankungen etc. wichtig.

Schmerzen während und/oder nach dem Training Es ist völlig normal, dass Personen mit akuten Hüftbeschwerden während und/oder nach dem Training mit Schmerzen reagieren können. Stecken Sie nicht gleich den Kopf in den Sand! Ihre Hüfte braucht jetzt Bewegung und Belastung mit geringen Intensitäten und vielen Wiederholungen, um Schäden durch die Ruhigstellung vorzubeugen.

Gerade am Anfang, wenn man sich kaum bewegen kann, verschlechtern sich die Beschwerden oft gleich zu Beginn der Übungen. Häufig verschwindet das erste Ziehen allerdings nach ein paar Wiederholungen. Betroffene können sich besser bewegen und belasten, weil das Gelenk warm wird, die Angst abnimmt und man sich an die neue Situation gewöhnt. Tasten Sie sich langsam heran!

Übertreiben Sie es aber auch nicht! Ihre Hüfte ist angeschlagen. Die Intensität ist zu hoch, wenn ein Training zu anhaltenden oder deutlich stärkeren Schmerzen führt. Mithilfe der Temperaturmessung und der Schmerzampel können Sie besser einschätzen, wie viel Sie sich bedenkenlos zumuten können.

Schmerzampel

Die Schmerzampel eignet sich für jeden, der Schmerzen hat und sich fragt, wie viel er sich im Alltag und beim Training zumuten kann.

Schätzen Sie vor der Belastung (Alltagstätigkeit oder Training) Ihre aktuelle Schmerzintensität auf einer Skala von 0 bis 10 ein. Erinnern Sie sich: 0 = kein Schmerz, 10 = unerträglicher Schmerz.

Grüner Bereich (Schmerz unter 3): Ihre Schmerzintensität liegt unter 3. Sie können sich Ihr aktuelles Pensum im Alltag und Training bedenkenlos zutrauen. Versuchen Sie, sich beim nächsten Mal etwas zu steigern.

Gelber Bereich (Schmerz zwischen 3 und 5): Ihre Schmerzintensität liegt zwischen 3 und 5. Die Schmerzen sollten nicht weiter zunehmen. Es sollten keine Ruhe-/Nachtschmerzen und/oder Dauerschmerzen entstehen. Wenn Sie diese Werte während der Belastung haben und diese dann wieder nachlassen (intermittierender Schmerz), dann ist alles in Ordnung.

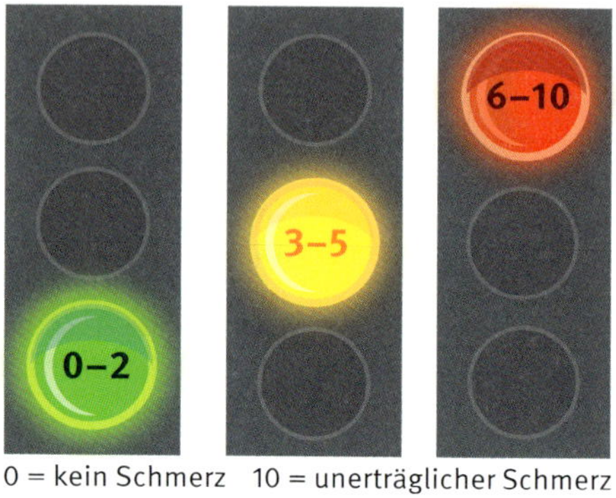

Schmerzampel: Wie viel Schmerz ist in Ordnung?

Roter Bereich (Schmerz über 5): Sie sind frisch verletzt und/oder bewegen und belasten sich zu viel! Ruhen Sie sich aus und entlasten Sie Ihr Bein mit Gehstützen. Führen Sie nur Bewegungen aus, die Ihren Schmerz verbessern oder zumindest nicht verschlimmern. Schmerzen in diesem Bereich dürfen nur auftreten, wenn sie während der Belastung besser werden (z. B. Anlaufschmerzen). Falls die Schmerzen für Sie unerträglich sind, nehmen Sie bitte Kontakt zu einer Ärztin oder einem Arzt auf.

Während der Belastung: keine Schmerzzunahme über 2 Punkte: Beginnen Sie mit einem Wert von 2 Punkten, dann darf der Schmerz nach der Belastung höchstens bei 4 Punkten liegen. Über 5 Punkte sollte die Schmerzintensität durch Training nie steigen.

Keine Verschlimmerung im Verlauf: Die Schmerzintensität muss am Tag nach dem Training mindestens wieder auf dem Niveau von vor dem Training liegen. Starten Sie mit einer Schmerzintensität von 3, darf Ihr Schmerz morgen früh höchstens bei 3 Punkten liegen.

Muskelkater

Nicht jede Schmerzzunahme am nächsten Tag bedeutet gleich, dass Sie sich übernommen haben! Es könnte auch der altbekannte Muskelkater sein. Wenn ein Gesunder anders oder mehr als gewöhnlich trainiert hat oder zum Beispiel bei einem Umzug geholfen hat, bekommt er ebenfalls Muskelkater. Deshalb ist es erst recht normal, dass der Körper reagiert, wenn jemand sich schonen musste oder neue Übungen macht.

Betroffene haben für ein bis drei Tage nach dem Training Schmerzen in der zuvor beanspruchten Muskulatur. Sie sind schwächer, unbeweglicher, haben eine höhere Muskelspannung, Schwellungen und sind in benachbarten Gelenken etwas eingeschränkt. Spätestens nach sieben Tagen sind die Beschwerden in der Regel wieder verschwunden.

Man glaubt es kaum, dass das bis heute nicht vollständig geklärt ist! Der Muskel

Ampelcheck

Vor dem Training:
Aktuell liegt mein Schmerz bei einem Wert von: ____________________
Das heißt, er darf höchsten steigen auf (max. 2 Punkte mehr, aber nicht höher als 5 Punkte): ____________________
Kann ich mir heute im Training alles zutrauen? ☐ ja ☐ nein

Am Morgen nach dem Training:
Aktuell liegt mein Schmerz bei einem Wert von: ____________________
War das Training dann in Ordnung (gleicher Wert wie vor dem Training oder weniger)? ☐ ja ☐ nein
Kann ich mir nächstes Mal noch mehr zumuten? ☐ ja ☐ nein

hat kleinste Verletzungen, wodurch sich das Gewebe zunächst entzündet. Langfristig kann sich das Gewebe dadurch an Belastung anpassen und wird somit nachhaltig strapazierbarer.

Auch wenn er wehtut und stört, ist Muskelkater grundsätzlich kein schlechtes Zeichen. Er zeigt Ihnen, dass hier Potenziale sind und das Training wirkt. Es ist aber nicht sinnvoll, weiterhin intensiv zu trainieren, wenn Sie Muskelkater haben. Ihr Gewebe muss sich auch wieder erholen können. Meist helfen aber Bewegungen mit geringer Intensität wie Spazierengehen oder leichte Dehnungen, den Schmerz des Muskelkaters vorübergehend angenehmer zu gestalten.

Schmerzmittel

Viele Menschen verbinden mit dem Wort Entzündung in erster Linie Schmerzen, Schwellungen und Einschränkungen bei sämtlichen Alltagstätigkeiten. Für Patienten hört es sich daher plausibel an, die Entzündung mit einem Medikament wie Ibuprofen zu bekämpfen. Aber haben Sie schon mal darüber nachgedacht, warum es zu Entzündungen im Gewebe kommt?

Physiologische Entzündungen sind wichtig für die Heilung Alles, was unser Körper von sich aus macht, hat einen Sinn: Bei einer Entzündung wird das verletzte Gewebe besser durchblutet. Keime, Bakterien und andere Verunreinigungen werden bekämpft und abtransportiert – die Wunde wird sozusagen desinfiziert. Zudem befördert unser Körper neue Gewebestrukturen in die Wunde, die die verletzten Strukturen wieder reparieren. Auch das Verletzungsgebiet wird sensibler – es tut uns weh. Deshalb schonen wir die betroffene Region. Sie bekommt die jetzt notwendige Ruhe, um heilen zu können. Ohne diese Vorgänge würden sich Verletzungen eher infizieren, bräuchten länger, um zu heilen und das Ergebnis wäre schlechter.

Entzündungshemmer haben Nebenwirkungen! Vor allem bei älteren Menschen mit vielen weiteren Erkrankungen stehen Medikamente wie Ibuprofen mit Magen-Darm- und Herz-Kreislauf-Problemen sowie einer erhöhten Sterberate in Verbindung. Auch andere Organe werden bei einer längerfristigen und regelmäßigen Einnahme nachhaltig geschädigt. Um die Entzündungshemmer überhaupt zu vertragen, müssen viele Betroffene dann einen Magenschutz einnehmen. Dieser verschlechtert wiederum die Aufnahme wichtiger Nährstoffe im Magen.

Ohne bestimmten Grund Entzündungen zu unterdrücken und pauschal nach Verletzungen Entzündungshemmer einzunehmen, macht also keinen Sinn. Denn sie verschlechtern insbesondere bei hohen Dosierungen und längerfristiger Einnahme die Heilung.

Schmerz ist ein Warnsignal unseres Körpers, das uns vor Verletzungen schützt. Vor dem Training dieses System mit Schmerzmitteln auszuschalten, um besser trainieren zu können, ist deshalb nicht sinnvoll.

Wenn Sie extreme Schmerzen haben, nicht mehr schlafen können oder Ihre Hüfte übermäßig entzündet ist, könnte die Einnahme von Entzündungshemmern trotzdem wichtig sein. Sprechen Sie sich diesbezüglich mit Ihrem Arzt ab.

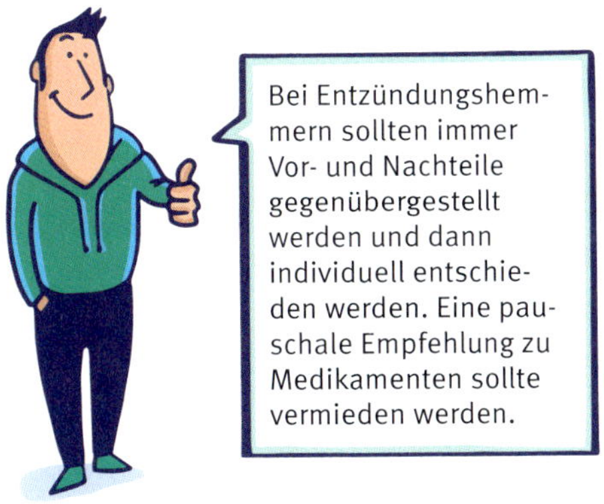

Mentales Training

Haben Sie schon mal überlegt, wie Profisportler trainieren, wenn sie krank sind? Oder wie sie sich kurz vor dem Wettkampf vorbereiten? Egal ob Schwimmer, Kletterer oder Skispringer: Viele Profisportler stellen sich direkt vor dem Wettkampf ihren genauen Bewegungsablauf vor. Beim mentalen Training geht es darum, sich bestimmte Bewegungen vorzustellen, ohne sie tatsächlich durchzuführen. Wenn man jemand anderem beim Bewegen beobachtet oder Bewegungsabläufe und Übungen auf Bildern oder in Videos anschaut und sich anschließend vorstellt, die Bewegung selbst durchzuführen, werden die zuständigen Hirnareale und Muskeln aktiviert. Zahlreiche Studien belegen, dass diese Bewegungsmuster nach der Vorstellung besser durchgeführt werden können, obwohl man sich gar nicht bewegt hat.

Wenn Sie akut an der Hüfte verletzt sind, können Sie sich zwar nur schwer bewegen, aber mental können Sie trainieren:

Maßnahmen	Bsp.: Ziel: Aufstehen lernen
Beobachten Sie genau, wie andere sich bewegen.	Die Ehefrau beim Aufstehen genau beobachten.
Schauen Sie sich Übungen an. Achten Sie dabei genau auf die Übungsausführung. Je häufiger, desto besser.	Video von Kniebeugen anschauen.
Stellen Sie sich die gesehenen Bewegungen möglichst exakt vor. Achten Sie auf Details. Sprechen Sie mit anderen darüber. Auch hier gilt: Je konzentrierter, genauer und länger Sie üben, desto besser.	Stellen Sie sich das Aufstehen und die Kniebeugen möglichst genau vor.
Führen Sie so bald wie möglich die Bewegung durch.	Stehen Sie auf.

Training des gesunden Beines

Man kann es sich als Laie kaum vorstellen, aber wenn man ausschließlich das gesunde Bein trainiert, wird auch das Verletzte stärker. Hauptsächlich scheint unser Gehirn und unser Rückenmark dafür verantwortlich zu sein: Wenn wir die Muskeln des gesunden Beines aktivieren, werden die gleichen Muskeln auf der Gegenseite automatisch mitaktiviert. Beim Training werden zudem Wachstumshormone und -faktoren ausgeschüttet. Diese wirken nicht nur in der trainierten Muskulatur, sondern im ganzen Körper – also auch im verletzten Bein. Außerdem muss unser verletztes Bein gegenspannen, damit wir unsere Position behalten können, wenn wir unser gesundes Bein bewegen.

Ausdauer- und Krafttraining

Training ist eine Wunderpille ohne Nebenwirkungen! Sowohl Ausdauer- als auch Krafttraining hat zahlreiche positive Effekte auf unsere Gesundheit und unser Wohlbefinden. Es wirkt aber nicht nur am bewegten Ort, sondern im ganzen Körper (systemische Wirkung). Wenn wir unsere Hüfte noch nicht bewegen können oder dürfen, genügt es erstmal »nur« den Rest vom Körper zu trainieren. Denn die Zellen in unserem Körper können eigene Stoffe ausschütten, die vielen Medikamenten sehr ähnlich bzw. überlegen sind. Man spricht auch von der körpereigenen Apotheke. Über Anspannung der Muskulatur werden sogenannte »Myokine« ausgeschüttet. Je nach Intensität sind es unterschiedliche Arten von Myokinen, die an unterschiedlichen Orten im Körper wie zum Beispiel im Gehirn, Leber, Immunsystem, Fettgewebe, Herz-Kreislauf-System, Muskulatur, Knochen etc. wirken können. Die Myokine sind wahre Wunderwaffen gegen viele Erkrankungen des Menschen. Deswegen hat auch Training, insbesondere das Krafttraining, in den letzten Jahren so einen wichtigen Stellenwert innerhalb der Therapie erhalten.

Keine Tablette aus der Apotheke hat diese vielfältige Wirksamkeit und das Ganze noch ohne Nebenwirkungen!

Myokine können natürlich auch entzündungshemmende bzw. Wundheilung unterstützende Wirkungen entfalten. Dadurch empfinden wir weniger Schmerzen und können uns schneller besser bewegen und belasten. Das Behandlungsergebnis ist besser und wir sind zufriedener. Langfristig baut unser Körper durch Training auch das weiße und entzündungsfördernde Fettgewebe ab und wandelt es in braunes Fettgewebe um (»browning«). Dieses hat einen höheren Stoffwechsel und gilt als »gutes« Fettgewebe. Auch das reduziert insgesamt generell Entzündungen im Körper.

Umsetzung Für eine entzündungshemmende Wirkung ist es erstmal nicht wichtig, ob Sie sich für ein Ausdauer- oder Krafttraining entscheiden. Wichtig ist, dass Sie intensiv genug trainieren. Überlegen Sie sich also zunächst, welches Training für Sie am einfachsten umzusetzen ist und woran Sie am meisten Freude finden. Idealerweise trainieren Sie beides:

Ausdauertraining Für Erwachsene werden wöchentlich 150 bis 300 Minuten moderate (Sprechen ist noch möglich) oder 75 bis 150 Minuten intensive (Sprechen ist schwierig bis unmöglich) körperliche Ausdaueraktivität empfohlen. Trainingsbeispiele:

- jeden zweiten Tag für 50 bis 60 Minuten Walken, Schwimmen, Rudern oder Fahrradfahren
- zwei Mal pro Woche für 30 bis 45 Minuten Joggen, schnell Schwimmen, Langlaufen oder Rudern. Aufgrund der kürzeren Belastungszeit muss das Training für Sie hier allerdings anstrengend bis sehr anstrengend sein.

Krafttraining Ein Krafttraining sollte mindestens zweimal pro Woche durchgeführt werden und so viele Muskeln wie möglich beanspruchen. Wählen Sie also am besten Übungen, die viel Muskelmasse aktivieren. Achten Sie darauf, dass Sie das Training als subjektiv anstrengend empfinden. Trainingsbeispiele:

- Sie können Ihre Hüfte belasten: Kniebeugen, Unterarmstütz, Brücke
- Sie können Ihre Hüfte aktuell nicht belasten: Kniebeugen auf der gesunden Seite, Liegestütz an der Wand

BFR-Training

Durch die Ruhe und fehlende Belastbarkeit sowie durch die vorgegebene Ruhigstellung sowie Bewegungs- und Belastungsverbote baut Ihr Körper in der Entzündungs- und Proliferationsphase kontinuierlich ab. Und das nicht nur an der verletzten Hüfte, sondern überall, weil viele Tätigkeiten im Alltag und Sport nicht mehr ausgeführt werden können

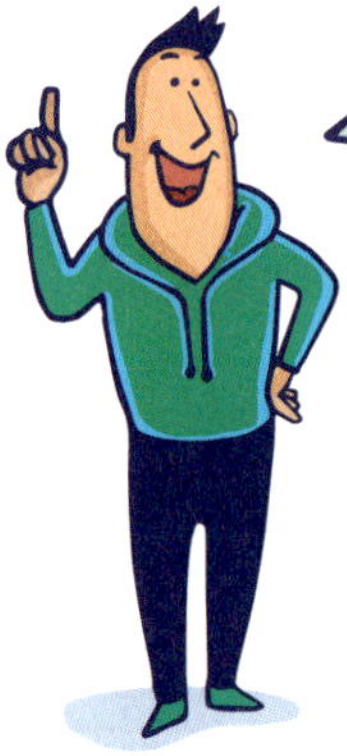

Trauen Sie sich etwas zu! Es ist wichtig, dass Sie Ihren gesamten Körper jetzt so viel wie schon möglich bewegen und belasten.

und wir deshalb alles schonen. Wenn unsere Verletzung verheilt ist und wir eigentlich wieder belasten dürfen, fallen vorherige Belastungen manchmal schwer. Wie kann man dem entgegenwirken?

Ein traditionelles Krafttraining ist mit hohen Belastungen verbunden. Es ist nach Verletzungen oft wochenlang nicht möglich, weil Betroffene entweder Schmerzen haben oder noch nicht so hohe Belastungen durchführen dürfen. Für diese Situation eignet sich ein Blood-Flow-Restriction-Training (BFR, Blutflusseinschränkungstraining). Die Trainingsmethode kommt aus Japan und ist hier als KAATSU, übersetzt »zusätzlicher Druck«, bekannt. Beim Training wird der Blutfluss eines oder beider Beine nahe der Leiste eingeschränkt. Der Betroffene macht dieselben Übungen wie sonst im Training. Der Unterschied hierbei: Man braucht nur einen Bruchteil des Gewichtes, das man ohne Manschette zur Erhaltung und zum Aufbau von Muskulatur bräuchte.

Wirkmechanismen Durch das Abbinden des Beines wird die Blutzufuhr unterbrochen und der Blutabfluss reduziert, aber nicht unterbrochen. Das Blut staut sich zurück in die Beinvenen. Gleichzeitig wird weniger sauerstoffreiches Blut ins Bein transportiert, wodurch die Muskulatur unter Sauerstoffarmut arbeiten muss. Jetzt werden mehr Wachstumshormone und Wachstumsfaktoren ausgeschüttet. Dadurch baut unsere Muskulatur bei bereits deutlich geringeren Lasten und Übungsintensitäten auf als beim herkömmlichen Krafttraining. Muskelfasern, die für schnellkräftige Bewegungen zuständig sind und normalerweise nur mit enorm hohen Gewichten und Sprints trainiert werden können, werden ebenfalls aktiviert. Diese sind wichtig, wenn wir stolpern, uns abfangen müssen, rennen oder springen möchten.

Schmerzen Trainierende haben an der Verletzungsstelle selbst keine Schmerzen, aber das gesamte abgeschnürte Bein tut durch die Blutarmut beim Training weh. Auf der Schmerzampel sind bis zu 5 von 10 Punkten akzeptabel. Erschrecken Sie nicht, wenn sich Ihr abgebundenes Bein bläulich verfärbt und kühl wird. Lösen Sie die Binde aber wieder, wenn die Schmerzen weiter zunehmen oder das abgebundene Bein taub wird.

Durchführung Hinweis: Bitte führen Sie dieses Training nur nach guter Beratung und Einweisung durch ihren Therapeuten und/oder Arzt durch!

Beine oder Arme mit einer Kurzzugbinde, einem Gummiband oder Ähnlichem so leistennah wie möglich abbinden (Fotos Seite 66). Der Blutfluss sollte dadurch mit 3 bis 7 von 10 Punkten eingeschränkt werden (0: keine Abschnürung, 10: es fließt kein Blut mehr durch). Ein subjektiver Druck von 3/10 ist zwar nicht so effektiv wie ein Druck von 7/10, aber hat dennoch einen Effekt.

Trainingsparameter

- Training direkt nach einer OP: Ein- bis zweimal am Tag das Bein 3- bis 5-mal für 5 Minuten abbinden. Verletzte, die eine Bewegungsschiene erhalten, können auch das Bein abbinden und ihr Bein von der Schiene bewegen lassen.
- Krafttraining: So leichte Gewichte nehmen oder Übungen durchführen, dass Sie die beim ersten Satz 30 und in den nächsten 3 Sätzen jeweils 15 Wiederholungen gerade so schaffen. Alternativ können Sie auch bis zum muskulären Versagen trainieren.
- Ausdauertraining: Fahren Sie auf einem Fahrradergometer und trainieren Sie für 5 bis 20 Minuten unter 50% der VO_2max. Das können Sie zum Beispiel auf einer Smart-Watch kontrollieren. Auf einer Skala von 0 bis 10 (0: völlige Entspannung, 10: maximale

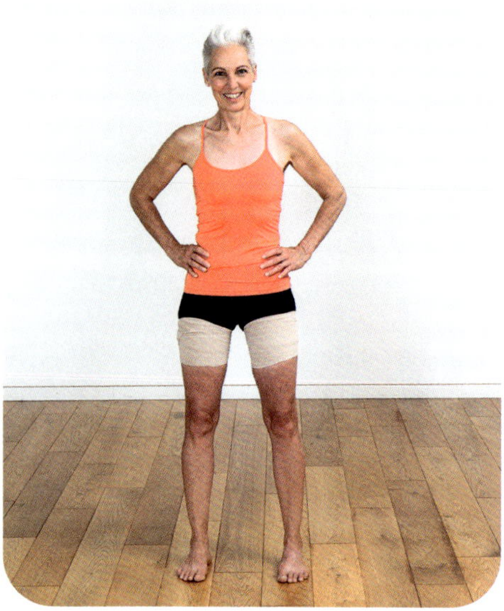

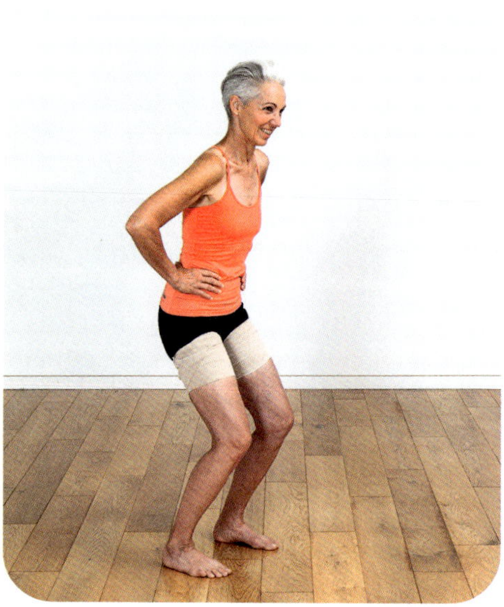

Anstrengung, wegen der Sie fast ohnmächtig werden) sollte Ihre Anstrengung dabei zwischen 5 und 8 liegen. Falls Sie sich unsicher in der Durchführung sind, sprechen Sie bitte mit ihrem Therapeuten.

Bei folgenden Erkrankungen sollte man dieses Training nicht durchführen:

- koronare Herzkrankheit, unkontrollierter Bluthochdruck
- Durchblutungsstörungen, periphere arterielle Verschlusskrankheit
- Krampfadern, akute oder vorhergehende Thrombosen
- Blutgerinnungsstörungen, Sichelzellenanämie
- kardiopulmonale Erkrankungen
- chronisches Lymphödem, nachdem Lymphknoten entfernt wurden
- Nierenerkrankungen
- Karzinome oder Tumoren
- Diabetes mellitus
- periphere Neuropathien
- Infektionen
- Schwangerschaft
- offene Wunden und Hauterkrankungen im Anlagebereich
- Unverträglichkeit von BFR-Training

Proliferationsphase

Ausdauertraining

Ihre Hüfte ist jetzt schon etwas fitter und braucht unbedingt Bewegung und Belastung. Ein Zuviel würde Sie aber im Heilungsprozess wieder zurückwerfen. Deshalb ist jetzt ein Ausdauertraining geeignet, bei dem Sie Ihre Hüfte mitbewegen. Dieses verbessert Ihre Hüftdurchblutung, hemmt Entzündungsprozesse, vergrößert die Hüftbeweglichkeit, verbessert Ihre Belastbarkeit und fördert somit den Heilungsprozess.

Es gibt zwei verschiedene Formen des Ausdauertrainings. Idealerweise führen Sie beide Varianten durch:

- Generelles Ausdauertraining: Fahren Sie auf dem Heimergometer Fahrrad oder rudern Sie, gehen Sie spazieren oder schwimmen.
- Lokales Ausdauertraining: Führen Sie bei Übungen für die Hüfte, wie zum Beispiel Kniebeugen oder Bücken im Sitzen (Seite 120), drei- bis viermal 30 bis 40 Wiederholungen durch.

Koordinationstraining

Bei Hüftproblemen ist es normal, dass Sie Ihre Hüfte nicht mehr so gut wahrnehmen und unsicher sind. Viele vergleichen dann mit der gesunden Hüfte. Doch der Vergleich hinkt:

- Bei akuten Verletzungen werden im Rückenmark nicht nur Stoffe auf der verletzten Seite, sondern auch auf der gesunden Seite ausgeschüttet. Die gesunde Seite wird auch schlechter.
- Wenn wir schon länger Hüftprobleme haben, schonen wir uns: Das Fußballtraining entfällt, die tägliche Gehstrecke wird kürzer … Wir vermeiden jegliche Tätigkeiten, die unsere Beschwerden verschlimmern. Dadurch baut auch die Gegenseite ab.

Zieltraining Hüfte Menschen mit Hüftbeschwerden verlieren oft die Wahrnehmung ihrer Hüfte: Sie spüren weniger, wie Ihre Hüfte aktuell steht, wie sie sich bewegt und wie viel Kraft sie für bestimmte Bewegungen brauchen. Dadurch weiß die Muskulatur beim Stehen, Gehen, Laufen oder Springen nicht mehr, wo sie in welcher Intensität anspannen muss. Das muss jetzt gezielt geübt werden. Beispiele dafür sind die Übungen mit dem Laserpointer (Seite 132) im Übungsteil.

Zieltraining Beinachse Die Beinachse ist eine gedachte Linie durch Hüfte, Knie und Sprunggelenk. Wenn man sich stehend im Spiegel anschaut, sollten die Gelenke in einer Linie übereinanderstehen. Dadurch ist die Belastung auf die Gelenke ausgeglichen. Muskeln, Bänder und Sehnen haben optimale Voraussetzungen, um effektiv zusammenzuarbeiten. Eine optimale Beinachse beugt Überlastungen und Verletzungen vor.

Abweichungen von der Linie sind zum Beispiel X- oder O-Beine. Sie können durch knöcherne Veränderungen bedingt sein. Viel häufiger liegt es aber an der Kraft und Koordination der Beine. Ein stabiler Fuß und eine starke Beinmuskulatur sind deshalb ebenfalls wichtig.

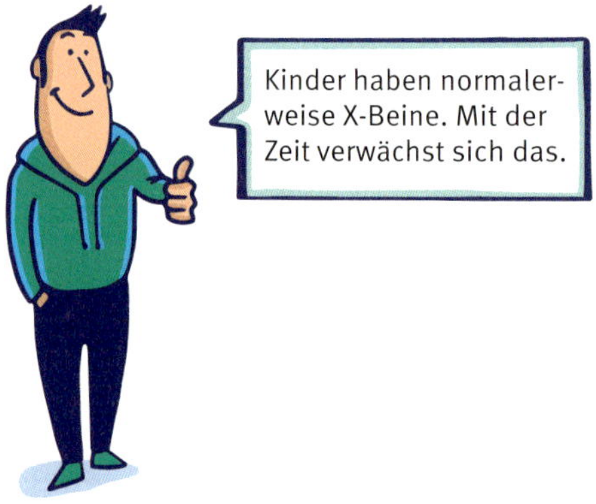

Egal ob Kniebeugen, Ausfallschritte oder Sprünge, die Beinachse wird bei fast jeder Beinübung mittrainiert. Viele Menschen sind nie anders als mit zusammenfallenden Knien aufgestanden oder gelandet. Da Bewegungsmuster vor allem im Alltag unbewusst ablaufen, bedarf es viel Übung und Geduld, um diese selbst wahrzunehmen und zu verändern. Beobachten Sie sich deshalb bei den Übungen in einem Spiegel. Weicht Ihr Knie nach Innen oder Außen aus dieser Linie ab? Korrigieren Sie es gleich bei der nächsten Wiederholung. Haben Sie Geduld mit sich!

Gleichgewichtstraining

Auch das Gleichgewicht ist bei Hüftbeschwerden verändert. Manche können kaum frei oder auf einem Bein stehen. Andere haben erst bei schnellen Bewegungen wie zum Beispiel Landungen Schwierigkeiten. Bei Auffälligkeiten ist es wichtig, das zu üben! Denn nur so kann man sich im Alltag, Beruf und Sport sicher bewegen. Andernfalls drohen Stürze und weitere Verletzungen.

Wichtig ist, dass die Schwierigkeit der Übungen immer an Sie angepasst ist: Wenn Sie kaum ruhig und frei stehen können, macht es keinen Sinn, Sprünge zu üben! Grundsätzlich sollte man sich beim Gleichgewichtstraining auch nicht festhalten. Es soll aber trotzdem nichts passieren. Üben Sie deshalb zum Beispiel neben einem Tisch oder trainieren Sie mit jemandem zusammen, der Sie bei Bedarf auffangen kann. Auf was müssen Sie achten?

- Verschiedene Untergründe: Im Alltag ist der Boden nicht immer gerade und geteert. Trainieren Sie deshalb auf unterschiedlichen Untergründen. Üben Sie also auf dem flachen Boden, aber auch bergab und bergauf, zum Beispiel auf einem Kissen, einer zusammengerollten Gymnastikmatte oder im Garten.
- Augen: Normalerweise konzentrieren wir uns beim Gehen und Stehen in den seltensten Fällen auf einen Punkt. In der Regel schauen wir zu einem Ziel, nach dem Verkehr oder jemand anderem. Deshalb sollten Sie das Gleichgewicht unabhängig von den Augen halten können. Um das zu trainieren, blicken Sie während den Übungen im Wechsel nach rechts und links oder schließen Sie die Augen.
- Gewichte: Wir stehen tagtäglich nur selten still da. Oft müssen wir auch Gewichte wie zum Beispiel einen Einkaufskorb, einen Werkzeugkoffer oder Ähnliches bewegen können. Reichen Sie deshalb auch in der wackeligen Position Gewichte von der rechten in die linke Hand oder stellen Sie was von einem Regal oben in ein Fach weiter unten. Wenn Sie sich sicher fühlen, können Sie gleichzeitig auch einen Ball mit den Händen oder dem gesunden Fuß gegen die Wand spielen.
- Ablenkung: Wer ist im täglichen Trubel schon immer darauf konzentriert, wie er sich genau bewegt? Eigentlich keiner! Lenken Sie sich also während den Übungen ab, wenn Sie schon fortgeschritten sind: Unterhalten Sie sich mit jemandem, singen Sie im Radio mit oder lösen Sie Rechenaufgaben.

Training unter Strom

Vielleicht haben Sie schon mal etwas vom EMS-Training gehört? In den letzten 5 Jahren tauchen immer mehr Fitness-, aber auch Therapieeinrichtungen auf, die diese Art von Training anbieten. Doch die Methode an sich ist eigentlich schon Jahre alt und wird bereits seit Jahrzehnten in der Therapie durchgeführt.

Was ist EMS? EMS ist die Abkürzung für Elektromyostimulation. »Myo« ist ein Präfix aus dem Griechischen und steht für Muskeln. Beim Training werden also Muskeln über Strom stimuliert. Im Bett liegen und den Strom anschließen genügt aber leider nicht! Muskeln bauen wir nur auf, wenn wir uns selbst aktiv bewegen und uns anstrengen. Der Vorteil des Trainings unter elektrischen Impulsen liegt darin, dass wir besser und mehr Muskulatur aufbauen können: Wenn wir eine Bewegung ausführen, muss unser Gehirn über unsere Nerven die beteiligten Muskeln aktivieren. Dabei sendet das Gehirn elektrische Impulse an die Muskeln, die wir jetzt brauchen. Der zusätzliche Strom von außen verstärkt die Impulse vom Gehirn, wodurch mehr Muskelzellen aktiviert werden. Der Strom ist also lediglich ein Verstärker. Studien beweisen, dass das Training unter Strom effektiver ist als ohne Strom.

Einige Betroffene haben zu Hause selbst ein Elektrogerät. Die meisten Geräte können den Strom TENS und EMS abgeben. Im Unterschied zum propagierten EMS-Training werden in der Therapie aber nicht alle großen Muskeln des Körpers trainiert, sondern gezielt einzelne Muskeln stimuliert – an der Hüfte zum Beispiel die Hüftstrecker oder -abspreizer. Im therapeutischen Training werden dieselben Übungen wie sonst auch durchgeführt. Die Elektroden sollten auf den aktivierten Muskel geklebt werden.

- Beispielübung: Kleben Sie die Elektroden auf ihren vorderen Oberschenkel. Strecken und beugen Sie Ihr Bein im Sitzen.

Training in Ketten

Im Alltag arbeitet die Hüftmuskulatur nicht isoliert, sondern ist in eine Kette eingebettet, die sich durch den ganzen Körper zieht. Das heißt, die Hüftmuskulatur gleicht bei Alltagstätigkeiten und im Sport auch Defizite in Beinen und Rumpf aus, dadurch wird sie selbst mehr belastet. Um erneuten Verletzungen vorzubeugen und eine bestmögliche Genesung zu ermöglichen, reicht es langfristig daher nicht aus, wenn Sie Ihre Hüftmuskulatur nur isoliert, also unabhängig von Rumpf- und Beinmuskulatur trainieren. Integrieren Sie auch Übungen wie den Unterarmstütz (Seite 102) oder die Brücke (Seite 139) in Ihr regelmäßiges Übungsprogramm.

Hinkmechanismen

Wenn wir Hüftbeschwerden haben, können wir in der Regel nur schlecht auf dem betroffenen Bein stehen. Deshalb machen wir mit dem anderen Bein einen kürzeren und schnelleren Schritt. Da-

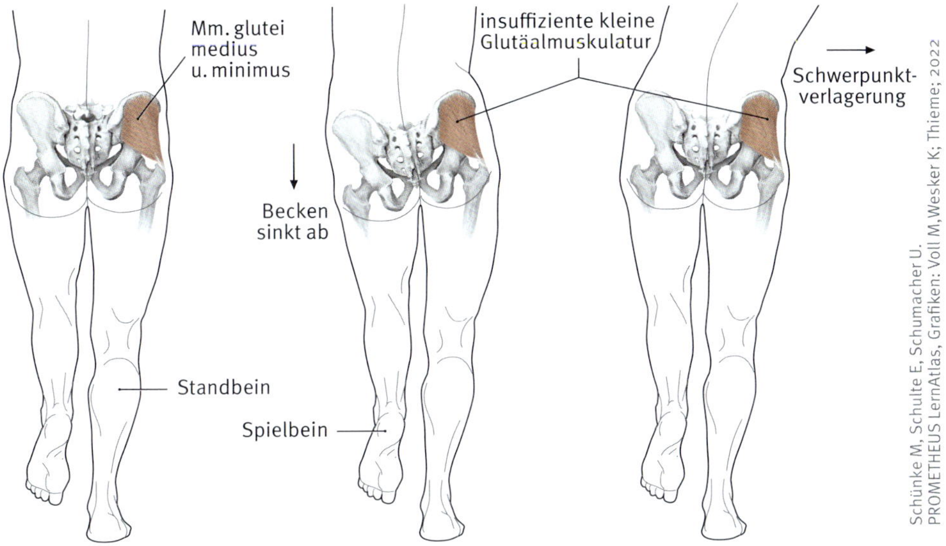

Hinken: Wenn die Hüftmuskulatur zu schwach ist, sinkt das Becken beim Gehen ab.

durch müssen wir unsere Hüfte auch nicht so weit strecken. Der Fuß ist im Vergleich zum gesunden Fuß beim Gehen oft nach Außen gedreht. Viele Betroffene lehnen deshalb auch ihren Oberkörper nach vorne oder machen ein »Hohlkreuz«. Auf Dauer ist dann häufig die Lendenwirbelsäule überlastet.

Wenn der Patient beim Gehen auf dem betroffenen Bein steht, knickt bei einigen auch das Becken auf der gesunden Seite nach unten, weil die Beckenmuskulatur zu schwach ist. Je nachdem wie fit wir sind, passiert das beim Joggen oder auch schon beim einfachen Gehen auf der Ebene. Manche Betroffene vermeiden das, indem sie den Oberkörper immer, wenn sie auf dem verletzten Bein stehen, über das verletzte Bein lehnen. Es sieht dann aus, als ob sie schwanken würden.

Gangtraining

Wenn wir beim Gehen zu schwach sind oder Schmerzen haben, gehen wir nicht nur weniger, sondern versuchen diese auch durch Ausweichbewegungen zu vermeiden, d. h. wir hinken.

Es gibt viele Möglichkeiten, warum wir zu schwach sind, um normal zu gehen, zum Beispiel:

- Wir leiden schon lange unter Hüftbeschwerden und haben uns immer geschont.
- Wir haben Schmerzen, sobald unsere Hüftmuskulatur anspannt. Unser Gehirn sorgt deshalb dafür, dass wir diese nicht mehr richtig aktivieren können.
- Wir hatten eine andere Erkrankung, wie zum Beispiel eine schwere Lungenentzündung, lagen deshalb wochenlang im Bett und haben körperlich massiv abgebaut.
- Wir haben noch andere Erkrankungen an der Wirbelsäule oder hatten zum Beispiel einen Schlaganfall.

Remodellierungsphase

Ziel der Remodellierungsphase ist es, alle notwendigen Fähigkeiten für den Alltag, Beruf und Sport wieder herzustellen, sodass Betroffene wieder vollständig an ihrem sozialen Leben teilhaben können. Gleichzeitig ist es auch wichtig, erneuten Verletzungen vorzubeugen.

Krafttraining

Im Alltag und Sport ist die Hüfte hohen Belastungen ausgesetzt. Auf diese können Sie sie nur durch hohe Belastungen vorbereiten. Dafür eignet sich ein hochintensives Krafttraining.

Das Gewicht ist entscheidend Beim hochintensiven Krafttraining spielt die Belastung eine entscheidende Rolle: Im Alltag müssen wir immer wieder schwere Gewichte tragen und müssen uns nach dem Stolpern schnell abfangen können. Das sollte am Ende der Rehabilitation auch mittels Übungen mit hohen Belastungen geübt werden. Hier ist das Gewicht so hoch oder die Übung so schwer, dass Sie nicht mehr als drei bis sechs Wiederholungen pro Serie schaffen. Gehen Sie jetzt unbedingt an Ihre Grenzen.

Für die hohen Belastungen müssen Ihre Strukturen aber gut vorbereitet sein! Idealerweise haben Sie die Bewegungen schon beim Ausdauer- oder Koordinationstraining mit weniger Last geübt. Starten Sie bei einer neuen Übung stets mit mindestens dreimal 15 Wiederholungen und achten Sie auf eine saubere Ausführung. Steigern Sie dann nach und nach das Gewicht und reduzieren Sie dafür die Wiederholungszahl.

Verschiedene Ausführungen derselben Übung Beim Krafttraining gibt es verschiedene Techniken, wie man eine Übung durchführen kann. Verschiedene Geschwindigkeiten bei der Ausführung haben unterschiedliche Auswirkungen auf

Tipps fürs Training

Wenn unsere Beschwerden besser werden, könnten wir oft besser gehen, als wir es machen, weil unser Gehirn das Hinken noch abgespeichert hat. Es braucht viel Aufmerksamkeit und Übung, das Hinken wieder loszuwerden.

- Achten Sie darauf, möglichst gerade und normal zu gehen. Üben Sie das Gehen vor einem Spiegel oder lassen Sie sich filmen und analysieren Sie anschließend das Video.
- Tragen Sie vorübergehend auf der betroffenen Seite eine Tasche mit etwas Gewicht. Bauen Sie das Gewicht nach und nach ab.
- Der Seitwärtsgang trainiert die Gesäßmuskulatur, vor allem, wenn Sie dabei in die Hocke gehen und besonders große Schritte machen. Üben Sie auch rückwärtszugehen.
- Heben Sie die Knie beim Gehen oder beugen Sie die Knie, bis die Fersen das Gesäß berühren. Machen Sie große Schritte.
- Üben Sie, auch auf verschiedenen Untergründen wie Fliesen, Teppich, Kopfsteinpflaster und Waldboden zu gehen.
- Bauen Sie, wenn Sie fitter werden, bewusst viele Höhenmeter in Ihren Spaziergang oder Ihre Laufstrecke ein.
- Lassen Sie sich von anderen ein Feedback geben. Bitten Sie Angehörige und Freunde, Sie auf Ihr Hinken aufmerksam zu machen.
- Kräftigen Sie Ihre Hüft- und Rumpfmuskulatur. Im Übungsteil finden Sie zahlreiche Kräftigungsübungen.

Ihre Muskulatur und somit auch auf Ihren Alltag. Wie das in der Praxis aussieht, ist in der folgenden Tabelle beschrieben.

Sturzprophylaxe

Die Hälfte aller 70-jährigen sind schon mindestens einmal gestürzt. 15 % aller Stürze haben ernsthafte Verletzungen zur Folge (zum Beispiel Oberschenkelhals-/Oberarmbrüche oder Kopfverletzungen).

Stürze sind damit die Hauptgründe, warum ältere Menschen pflegebedürftig werden. Aber wann spricht man eigentlich von einem Sturz? Laut Weltgesundheitsorganisation ist »ein Sturz ein Ereignis, das dazu führt, dass eine Person unbeabsichtigt auf dem Boden oder einer anderen tieferen Ebene zum Liegen kommt. Stürze, Stolpern und Ausrutschen können auf einer Ebene oder aus der Höhe geschehen.«

Übungsform	Durchführung	Beispielübung Kniebeugen am Stuhl (Seite 148)	Alltagstätigkeiten, die damit trainiert werden
Isometrisch	Eine bestimmte Position wird gehalten.	Gehen Sie in die Knie und halten Sie die Position so lange wie möglich.	Einkäufe in einen tiefen Schrank einräumen.
Konzentrisch	Wenn Sie eine Bewegung ausführen, gibt es immer zwei Richtungen. Hier bewegen Sie sich in beide Richtungen gleich schnell.	Sie gehen in gleichmäßigem Tempo in die Knie, als wollten Sie sich hinsetzen, und stehen, ohne abzusetzen, gleich wieder auf.	Von einem niedrigen Stuhl aufstehen.
Exzentrisch	Hier bremsen Sie ein Gewicht oder Ihr eigenes Körpergewicht gegen die Schwerkraft. Sie bewegen sich in eine Richtung deutlich langsamer als in die andere Richtung.	Sie gehen innerhalb von drei Sekunden in die Knie, als wollten Sie sich hinsetzen, und stehen, ohne abzusetzen, innerhalb von einer Sekunde wieder auf.	Eine Treppe heruntergehen.

Niedriges Sturzrisiko

Im nächsten Jahr werden ca. 20–30 % dieser Risikogruppe stürzen. Das individuelle Risiko ist aber ganz verschieden und es ist in jedem Fall wichtig, dass Sie aktiv werden, um einen Sturz zu vermeiden! Achten Sie auf einen gesunden Lebensstil mit einer ausgewogenen Ernährung mit ausreichend Proteinen und auf erholsamen Schlaf. Vermeiden Sie den regelmäßigen Konsum von Alkohol und das Rauchen. Lassen Sie Ihre Augen und Ohren regelmäßig untersuchen und achten Sie auf gesunde Füße.

Spazieren gehen ist nicht genug! Die Weltgesundheitsorganisation empfiehlt für Menschen ab 65 Jahren folgendes:

- Gleichgewichtstraining an mindestens drei Tagen pro Woche. Übungen hierzu finden Sie im Übungsteil (Seite 118).
- Ausdauertraining für mindestens 150 bis 300 Minuten pro Woche mit mäßiger Intensität oder 75 bis 150 Minuten pro Woche mit hoher Intensität: Das ist wichtig, um Herz und Lunge zu trainieren. Außerdem halten Sie bei Alltagsbelastungen länger durch. Strampeln Sie also auf einem Ergometer, gehen Sie zügig spazieren – oder wenn möglich joggen oder schwimmen.
- Krafttraining an mindestens zwei Tagen pro Woche: Hier ist es wichtig, alle großen Muskelgruppen miteinzubeziehen. Beginnen Sie mit Übungen, bei denen Sie geradeso dreimal 15 Wiederholungen schaffen. Die Übungsschwierigkeit und die Gewichte sollten langsam gesteigert werden.

Da bei älteren Menschen die Gefahr von porösen Knochen hoch ist, sollten die Trainingsreize langfristig die knochenaufbauenden Prozesse anregen. Hier sind sehr hohe Lasten notwendig. Ziel sollte daher immer ein hochintensives Krafttraining, bei dem Sie lediglich dreimal 5 Wiederholungen schaffen, sein.

Es ist auch wichtig das Tempo zu beachten: Wenn Sie stolpern und sich abfangen, dann müssen Ihre Muskeln extrem schnell reagieren. Deshalb ist es neben hohen Gewichten auch wichtig, Kräftigungsübungen so schnell wie möglich auszuführen. Hierbei führen Sie in drei Sätzen so viele Wiederholungen aus, bis Sie merken, dass Sie langsamer werden.

Mittleres Sturzrisiko

Setzen Sie die Empfehlungen vom niedrigen Sturzrisiko um. Zusätzlich dazu sind jetzt noch spezifische Übungen für Gleichgewicht, Gang und Kraft für Sie wichtig. Üben Sie mit Angehörigen Bewe-

Test: Sturzrisiken frühzeitig erkennen

Folgendes Screening teilt Menschen in eine Gruppe mit geringem, mittlerem und hohem Sturzrisiko ein. Das ist wichtig, um frühzeitig zu erkennen, wer sturzgefährdet ist, und um geeignete Maßnahmen einzuleiten:

Sturzfragen	ja	nein
Sind Sie im letzten Jahr gestürzt?	☐	☐
War Ihnen im letzten Jahr schwindelig, waren Sie bewusstlos oder hatten Sie Schwierigkeiten beim Gehen oder mit dem Gleichgewicht?	☐	☐
Gibt es Alltagstätigkeiten, die Sie aus Angst vor einem Sturz nicht mehr ausführen?	☐	☐

Auswertung:

- Alle Fragen mit »nein« beantwortet: niedriges Sturzrisiko
- Mindestens eine Frage mit »ja« beantwortet: Weiter mit den nächsten **Sturzfragen**

Weitere Sturzfragen	ja	nein
Haben Sie sich bei einem Sturz verletzt?	☐	☐
Sind Sie mehr als einmal im letzten Jahr gestürzt?	☐	☐
Lagen Sie über 1 Stunde auf dem Boden oder waren Sie unfähig wieder aufzustehen?	☐	☐
Waren Sie (vielleicht) bewusstlos?	☐	☐

Auswertung:

- Alle Fragen mit »nein« beantwortet: Weiter mit **Gang- und Gleichgewichtsfragen**
- Mindestens eine Frage mit »ja« beantwortet: hohes Sturzrisiko

Gang- und Gleichgewichtsfragen	ja	nein
6 Minuten Gehtest (Seite 104): Schreiben Sie Ihr Ergebnis hier in Meter/Minute auf. Teilen Sie Ihre gegangene Strecke in m durch 60. Jetzt ist die Einheit m/s. Ihr Wert liegt unter 0,8.	☐	☐
Aufstehen und Losgehen (Seite 106): Sie haben länger als 15 Sekunden gebraucht.	☐	☐

Auswertung:

- Alle Fragen mit »nein« beantwortet: niedriges Sturzrisiko
- Mindestens eine Frage mit »ja« beantwortet: mittleres Sturzrisiko

gungsabläufe und Alltagstätigkeiten, bei denen Sie sich unsicher fühlen.

Beispiele dafür sind Folgende:

- Aufstehen von einem tiefen Stuhl mit/ohne Festhalten.
- Etwas vom Boden aufheben.
- Im Stehen etwas greifen, also zum Beispiel ein Küchenregal ausräumen oder etwas von der einen Küchenseite auf die andere stellen. Variieren Sie dabei ihren Stand: Stehen Sie hüftbreit, mit Füßen zusammen und in Schrittstellung.
- Auf den Boden liegen und wieder aufstehen.
- Seitlich und rückwärts gehen: Beginnen Sie mit wenigen Schritten. Steigern Sie die Übung, indem Sie gleichzeitig etwas tragen, das die Sicht auf Ihre Füße verdeckt oder indem Sie sich gleichzeitig mit jemandem unterhalten.
- Sprünge mit beiden Beinen und auf einem Bein. Trainieren Sie das schnelle Abfangen, auch von einer Stufe herunter.
- Tempo- und Intervallläufe (Seite 113), um schneller Gehen zu lernen.

Wenn Sie sicherer werden, führen Sie die Übungen auch schneller und langsamer aus. Nehmen Sie höhere Gewichte, einen anderen Stuhl und trainieren Sie in unterschiedlichen Umgebungen. Die Übungen sollten stets anspruchsvoll und anstrengend sein. Es sollte aber keine Verletzungsgefahr entstehen.

Hohes Sturzrisiko

Jetzt ist es wichtig genauer hinzusehen! Neben den vorher erläuterten Punkten sollten folgende Bereiche gemeinsam mit einem Arzt und/oder Physiotherapeuten genauer beleuchtet werden, um weitere Stürze zu vermeiden:

- Gangsicherheit, Gleichgewicht und Kraft: Jetzt ist auch ein individuelles und langfristiges Training an mindestens drei Tagen pro Woche wichtig für Sie!
- Aspekte wie zum Beispiel Angst vor Stürzen oder Gedächtnisschwierigkeiten
- Seh- und Hörschwierigkeiten
- Umweltgefahren wie schlechtes Schuhwerk und Stolperfallen im Haushalt
- Ernährung, vor allem ausreichend Proteine und Vitamin D
- Medikamente und deren Nebenwirkungen
- Weitere Erkrankungen wie Herz-Kreislauf-Erkrankungen, neurologische Erkrankungen, Fußprobleme, Schwindel, Kontinenzprobleme und Schmerzen

Sprünge, schnelle Richtungswechsel

Durch langsame und kontrollierte Bewegungen lernen Sie nicht, sich nach dem Stolpern abfangen oder nach Sprüngen landen zu können sowie bei Spielsportarten wie dem Fußball die Richtung schnell zu wechseln! Hierfür ist ein Sprung- und Lauftraining mit Richtungswechseln notwendig. Wie kann ich testen, ob das notwendig ist?

Einbeinsprung Hierbei geht es um die maximale Sprungweite bei kontrollierter Landung. Die konkrete Testausführung ist im Abschnitt »Einbeinsprung« (Seite 107) genauer beschrieben. Sportlich aktive Frauen sollten mindestens 70 % ihrer Körpergröße springen, sportlich aktive Männer mindestens 80 %. Zudem sollte der Seitenunterschied nicht mehr als 20 % betragen.

Wie landet man richtig? Bei einer kontrollierten Landung ist der Rumpf gerade und alle Gelenke der Beine sind gebeugt. Die Hüfte ist mehr gebeugt als das Knie. Das Kniegelenk ist nicht nach innen verdreht – Sie machen kein X-Bein. Die Füße landen fest auf dem Boden, werden symmetrisch aufgesetzt und zeigen nach vorne. Die Landung macht einen kontrollierten und weichen Eindruck.

Sprungtraining Eine verletzte Hüfte muss sich erst wieder an die Stöße bei Sprüngen gewöhnen. Beginnen Sie deshalb mit maximal 5 Minuten und erhöhen Sie Ihre

Sprungzeit Tag für Tag. Trainieren Sie verschiedene Sprünge:

- beidbeinig Abspringen und Landen
- beidbeinig abspringen und auf dem betroffenen Bein landen
- auf dem gesunden Bein abspringen und auf dem betroffenen Bein landen
- auf dem betroffenen Bein abspringen und landen
- auf der Stelle, nach vorne, hinten, zur Seite, eine Vierteldrehung, auf eine Stufe und herunterspringen
- auf verschiedenen Unterlagen springen
- mit weiteren Aufgaben wie Unterhaltungen, Rechenaufgaben, Ballwerfen oder Ähnlichem, ein Sprung oder Hin- und Herspringen

Schnelle Richtungswechsel trainieren

Auch das schnelle Umdrehen will geübt sein! Wenn Sie im Sprungtraining sicher sind, beginnen Sie mit Sprints, bei denen Sie die Richtung wechseln müssen. Später führen Sie Sprints durch, bei denen Ihnen ein Trainingspartner erst kurz vor dem Richtungswechsel (Seite 155) anzeigt, wo Sie hinrennen sollen.

Vorsicht! Dieses Training ist zwar eigentlich für jeden wichtig – egal ob Rentner oder Profisportler. Aber: Das ist erst das Ende der Therapie. Wenn Sie bereits gut das Gleichgewicht halten können, eine gute Koordination haben, stark sind und sich Ihr Gelenk nicht mehr ständig entzündet, können Sie sich an dieses Training wagen.

Umgang mit chronischen Schmerzen

Es ist wichtig für uns, dass wir Schmerzen empfinden, denn sie warnen uns vor potenziellen Gefahren. Es gibt auch Menschen, die keine Schmerzen empfinden. Sie verletzen sich ständig schwerwiegend, weil sie Gefahren nicht erkennen. Manche Menschen nehmen aber auch schon Berührungen als Schmerz wahr. Das ist zum Beispiel nach Verletzungen sinnvoll, um uns zu schützen: Wer ein frisch gebrochenes Bein hat, würde mit Belastung riskieren, dass der Knochen nicht mehr zusammenwächst. Normalerweise sollte die erhöhte Empfindlichkeit nach ein paar Wochen wieder von allein verschwinden. Aber manchmal bleibt sie oder weitet sich sogar auf andere Körperregionen aus. Kennzeichnend für chronische Schmerzen ist, dass sie über die normale Heilungszeit hinaus bestehen bleiben oder zusammen mit einer anderen chronischen Erkrankung auftreten. Sie können immer wieder oder auch dauerhaft präsent sein und über Monate oder Jahre bestehen.

Selbstmanagementstrategien

Wie Sie bereits beim Treibermodell gelernt haben, haben Schmerzen in der Regel nicht eine strukturelle körperliche Ursache. Vielmehr spielen bei der Entstehung extrem viele Faktoren, die wir zum Teil selbst beeinflussen können, eine Rolle. Unser Gehirn erhält Unmengen an Informationen, deren man sich nicht bewusst ist. Es trennt die wichtigen von den unwichtigen Informationen und macht uns nur auf die wichtigsten Dinge aufmerksam. Bei chronischen Schmerzpatienten funktioniert dieser Filter nicht mehr richtig: Jede Information wird als wichtiger Schmerz interpretiert. Im Folgenden erfahren Sie, welche Strategien Sie jetzt ausprobieren können.

Aktivität	Belastung auf einer Skala von 0 (keine Belastung) bis 10 (maximal mögliche Belastung)
Datum 7.6.25	
8 h Arbeiten	6
Einkaufen	5
1 h Fitnesstraining	7
1,5 h Fernsehen	2
Datum 8.6.25	

Aktivitätentagebuch Was hilft Ihnen und was provoziert den Schmerz? Viele Betroffene sind sich dessen nicht bewusst. Treten Ihre Schmerzen immer in ähnlichen Situationen auf? Stehen sie mit Bewegung und Belastung in Zusammenhang? Treten sie immer auf, wenn Sie gerade viel Stress oder Angst vor etwas haben? Um mehr über Ihre eigenen Schmerzen zu lernen und dadurch besser mit ihnen umgehen zu können, lohnt es sich, vorübergehend ein Aktivitätentagebuch wie im Beispiel unten links zu führen.

Reflektieren Sie regelmäßig, was gut ging, welche neuen Aktivitäten Sie umsetzen konnten und welche Sie in Zukunft ausprobieren könnten.

Gleichgewicht zwischen Ruhe und Aktivität

Es gibt Menschen, die permanent zu wenig und Personen, die permanent zu viel machen. Zu welcher Gruppe gehören Sie?

Achten Sie auf ausreichend Aktivität im Alltag. Versuchen Sie immer wieder Bewegung in Ihren Tagesablauf zu integrieren. Fördern Sie Ihre generelle Gesundheit, indem Sie regelmäßig Walken, Laufen oder Fahrradfahren.

Erkennen Sie aber auch, dass Ihr Körper sich mal ausruhen muss. Es ist nicht sinnvoll, jeden Tag von der ersten bis zur letzten Minute mit Terminen durchgetaktet zu sein. Gönnen Sie sich auch mal eine Pause! Probieren Sie Entspannungsmethoden wie eine Gedankenreise, progressive Muskelentspannung oder Yoga aus.

Chronische Schmerzpatienten sind übersensibel. Übungen führen dazu, dass Ihre Übersensibilität abnimmt. Dabei spielt die Menge an Übungen jedoch keine Rolle. Bei chronischen Schmerzen ist es deshalb wichtig, dass Sie immer wieder Übungen, die Ihnen guttun, über den Tag verteilt durchführen. Trainieren Sie also nicht jeden Morgen 1 Stunde, sondern führen Sie lieber über den Tag verteilt immer wieder 5 Minuten Übungen durch. Wenn Sie schon lange Hüftbeschwerden haben, kennen Sie bestimmt schon einige Übungen. Anregungen finden Sie auch im Übungsteil (Seite 118). Überlegen Sie sich beispielsweise, welche Übungen Sie zwischendurch im Büro oder wenn Sie mit den Kindern auf dem Spielplatz sind, durchführen könnten. Setzen Sie sich Erinnerungen in den Kalender, dass Sie die Übungen nicht vergessen.

Atmung verändert Schmerz

Langsames und tiefes Atmen kann Schmerzen lindern. Versuchen Sie möglichst lang, weich, langsam und angenehm zu atmen.

- **Übung 1:** 3 Sekunden einatmen, dann 6 Sekunden ausatmen – von vorne; 4 Sekunden einatmen, 2 Sekunden Luft anhalten, 6 Sekunden ausatmen, 2 Sekunden Luft anhalten – von vorne
- **Übung 2:** Beobachten Sie Ihre Atmung: Wie warm ist die Luft? Wo bewegt sich Ihr Körper? Wohin geht die Luft in Ihrem Körper? Welchen Rhythmus hat Ihre Atmung?
- **Übung 3:** Engen Sie Ihren Luftkanal beim Atmen ein, indem Sie ein Nasenloch beim Einatmen zuhalten, über die aufeinander gelegten und gespitzten Lippen möglichst lange und gleichmäßig ausatmen oder beides kombinieren.

Lenken Sie sich ab

Manche Betroffene fokussieren sich zu stark auf Ihre Schmerzen. Sie spüren ständig in sich hinein, ob ihnen gerade etwas weh tut. Hören Sie auf, nach einem Schlüssel zu suchen, der Ihnen den Schmerz abrupt nimmt. Warten Sie nicht, bis er von allein weggeht.

Während des Trainings können Sie sich folgendermaßen vom Schmerz ablenken:

- Machen Sie die Übungen beim Fernsehen.
- Hören Sie nebenher motivierende und schöne Musik oder einen interessanten Podcast.
- Diskutieren Sie nebenher mit einem Trainingspartner.
- Fokussieren Sie sich während den Übungen auf Ihre Atmung, auf die Bewegung von Ihrem gesunden Bein, Ihren Armen oder die Berührungspunkte Ihres Körpers mit dem Boden.

Bedeutsame Aktivitäten

Was ist Ihnen wirklich wichtig? Notieren Sie sich eine Liste mit den für Sie zehn wichtigsten Alltagstätigkeiten, die Sie aufgrund der Schmerzen nicht mehr ausführen können (beispielsweise etwas aufheben, die Socken anziehen, laufen …) und priorisieren Sie diese. Probieren Sie Dinge von Ihrer Aktivitätenliste in geschütztem Rahmen aus. Starten Sie mit etwas aus der Mitte Ihrer Liste. Variieren Sie das Umfeld und den Kontext, wenn es gut funktioniert.

Wichtige Ziele

Welche Ziele haben Sie? Überlegen Sie sich drei bis fünf Alltagsziele, die Sie aufgrund Ihres Gesundheitszustands aktuell nicht erreichen können. Schreiben Sie diese möglichst konkret auf. Bis wann möchten Sie welches Ziel erreichen und wie kontrollieren Sie es? Die Ziele sollten für Sie auch realistisch sein. Trainieren Sie dann auf ein für Sie bedeutendes Ziel hin, zum Beispiel das Kind wieder tragen können, 8 Stunden arbeiten können oder Ähnliches. Beginnen Sie mit kleinen Trainingseinheiten und versuchen Sie sich Tag für Tag zu steigern.

Schlaf

Die Hälfte der Menschen mit Schlafstörungen entwickeln langfristig chronische Schmerzen. Schmerzpatienten können häufig aufgrund ihrer Schmerzen nicht gut Ein- und/oder Durchschlafen oder wachen extrem früh wieder auf. Die Probleme bedingen und verstärken sich also gegenseitig. Sorgen Sie deshalb für regelmäßigen Schlaf und gute Schlafbedingungen durch zum Beispiel:

- regelmäßige Schlafenszeiten
- entspannende Bettzeitroutinen, kein Sport kurz vor dem Zubettgehen
- kein Koffein und üppige oder würzige Mahlzeiten 3 bis 4 Stunden vor dem Zubettgehen

- keine ausgedehnten Mittagsschläfchen (maximal eine halbe Stunde)
- sorgen Sie für eine entspannende Schlafumgebung
- vermeiden Sie Bildschirme mit Blaulicht 30 Minuten vor dem Zubettgehen.

Konsultieren Sie einen Schlafspezialisten, wenn Ihre Probleme anhalten.

Soziale Beziehungen

Soziale Kontakte reduzieren über die Ausschüttung vom Bindungshormon Oxytocin unsere Schmerzen. Soziale Zurückweisung verstärkt hingegen unsere sowieso schon bestehenden Schmerzen. Kümmern Sie sich also um die Beziehung zu Ihrem/Ihrer Lebenspartner/in und unternehmen Sie regelmäßig etwas mit Ihrer Familie und Ihren Freunden.

Triggerpunkte

Bei aktiven Triggerpunkten handelt es sich um Stellen in der Muskulatur, die den typischen Schmerz des Patienten teilweise oder komplett auslösen können. Nur diese Art von Triggerpunkten sollte man behandeln. Diese Punkte können auch bekannte Ausstrahlungen in Richtung Knie oder Wirbelsäule auslösen. Diese Punkte befinden sich häufig an Stellen, die als fester empfunden werden (aber eben nicht immer). Leider wird dies immer noch oft so dargestellt. Da myofasziales Gewebe sehr gut mit Nerven versorgt ist, kann ein starker Druck natürlich ein schmerzhaftes Empfinden auslösen. Sollte dies nicht der typische Schmerz sein, braucht das nicht behandelt zu werden.

Entstehung von Triggerpunkten

Wie Triggerpunkte genau entstehen, weiß man noch nicht. Es gibt aber verschiedene Hypothesen. Dazu zählen beispielsweise auch Stress, Überbeanspruchung und Verletzungen der Hüfte durch einseitige Belastungen. So soll eine Unterversorgung im betroffenen Gewebe (Energiekrise) entstehen, die wiederum zu einer schlechteren Nährstoffversorgung und Ansammlung von Abfallprodukten führt (Teufelskreis).

Durch die Kompression im Rahmen der Triggerpunktbehandlung soll sich der Stoffwechsel im betroffenen Gewebe verbessern. Dadurch empfindet der Patient weniger Schmerzen. Weiter kann die Aktivierung von Rezeptoren, die mechanische Reize ins Rückenmark leiten, die Wahrnehmung von Nozizeptoren (Gefahrenmelder) reduzieren. Auch über diesen Weg spüren Patienten weniger Schmerzen.

Dadurch kann sich die Beweglichkeit verbessern und Betroffene haben die Möglichkeit, sich wieder mehr zu bewegen. Triggerpunkte können sowohl die Ursache für Schmerzen oder aber auch ein Resultat von anderen Problemen sein. Eine alleinige Behandlung von Triggerpunkten reicht deshalb selten aus, um längerfristige Hüftprobleme nachhaltig in den Griff zu bekommen. Es ist aber häufig eine gute Ergänzung des Übungsprogramms.

Triggerpunktbehandlung

Zunächst ist es vor einer Triggerpunktbehandlung wichtig, die Hüfte durch Bewegungen gut aufzuwärmen. Das geht zum Beispiel mit lockeren Kniebeugen oder indem man sein Bein pendeln lässt oder mit ihm Kreise in die Luft malt. Alternativ kann der schmerzende Bereich auch massiert werden. Die eigentliche Triggerpunktbehandlung kann entweder mittels Druckes von den Fingern oder mit einem Tennis-, Golf- oder Lacrosseball durchgeführt werden. Dabei komprimiert man mit allmählich ansteigendem Druck den Punkt, der den typischen Schmerz auslöst. Es ist empfehlenswert, nicht über einen Schmerz von 7/10 hinauszugehen. Der Druck wird gehalten, bis der Schmerz oder die Gewebespannung nachlässt. Dies sollte spätestens nach 30–60 Sekunden beginnen. Sollten Ihre Schmerzen sogar zunehmen, ist diese Behandlung für Sie nicht geeignet.

Anschließend sucht man sich den nächsten schmerzenden Punkt und beginnt von vorne. Nach der Behandlung ist es wichtig, die betroffene Region auch wieder zu benutzen. Führen Sie also nach der Behandlung Kräftigungs- und Dehnübungen für die betroffene Region durch. Nutzen Sie das neu gewonnene Bewegungsausmaß oder die bessere Belastbarkeit auch im Alltag. Übrigens hilft auch die Kräftigung der betroffenen Muskulatur in der Behandlung der Triggerpunkte.

Druck mit den Fingern Sie können Triggerpunkte ganz einfach mit Ihren Fingern behandeln.

1. Streichen Sie mit den Fingern durch Ihre Hüftmuskulatur am Oberschenkel und Gesäß und suchen Sie nach schmerzhaften Punkten.
2. Wenn Sie einen schmerzhaften Punkt gefunden haben, bleiben Sie zunächst hier. Für die Triggerpunktbehandlung eignet sich meistens der Daumen. Alternativ können Sie auch Zeige- und Mittelfinger übereinanderlegen und mit der Fingerspitze vom Zeigefinger drücken. Dadurch erfolgt die Kompression möglichst punktuell. Üben Sie auf

die schmerzende Stelle allmählich immer mehr Druck aus. Der Finger bewegt sich dabei nicht. Halten Sie die Kompression, bis die Schmerzen und/oder die Gewebespannung nachlassen.
3. Suchen Sie den nächsten schmerzhaften Punkt und beginnen Sie von vorne.
4. Überprüfen Sie, ob Ihre Hüfte nun beweglicher ist oder Sie sie besser belasten können.

Druck mit einem Tennisball Fast jeder hat einen Tennisball zuhause. Je älter und öfters benutzt dieser ist, desto weicher wird er. Nehmen Sie also einen alten und viel benutzten Ball, wenn Sie sehr schmerzempfindlich sind. Suchen Sie sich einen neuen und wenig benutzten Ball, wenn Sie Schmerzen gut tolerieren können.

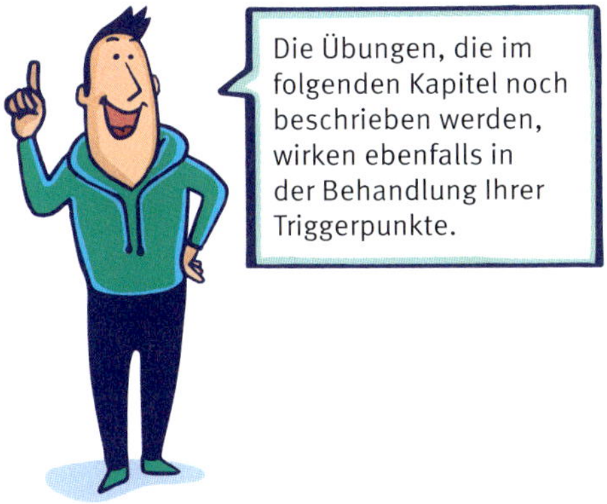

1. Je nachdem an welcher Stelle Ihre schmerzenden Punkte liegen und wie druckempfindlich sie sind, können Sie die Tennisballmassage an einer Wand oder auf einer Matte durchführen: Für den Bereich am Gesäß eignet sich beispielsweise eine Wand, die Rücken- oder Seitenlage. Für den vorderen Oberschenkel eignet sich eine modifizierte Bauchlage.
2. Drücken Sie den Tennisball gegen die Wand/den Boden und klemmen Sie so den Ball ein. Fahren Sie mit ihm durch Ihre Gesäß- oder Oberschenkelmuskulatur und suchen Sie dabei nach schmerzhaften und verhärteten Punkten. Bei der Massage bewegt sich hauptsächlich ihr Körper, der Ball bleibt an seiner Stelle.
3. Wenn Sie einen schmerzhaften Punkt gefunden haben, bleiben Sie auf dieser Stelle und üben Sie hier immer mehr Druck aus. Halten Sie die Kompression, bis der Schmerz und/oder die Gewebespannung nachlässt.
4. Suchen Sie den nächsten schmerzhaften Punkt und beginnen Sie von vorne.
5. Überprüfen Sie, ob Ihre Hüfte nun beweglicher ist oder Sie sie besser belasten können.

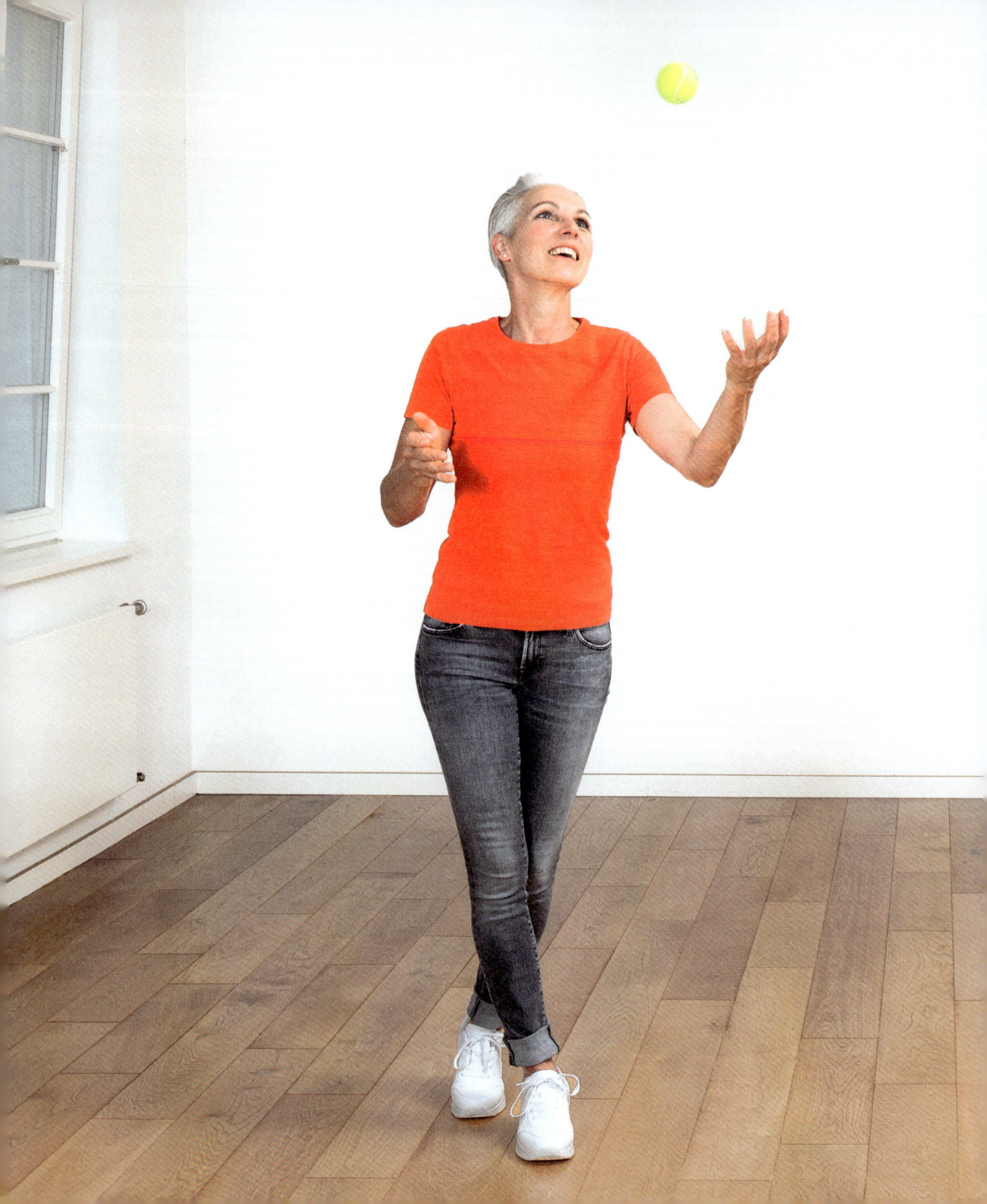

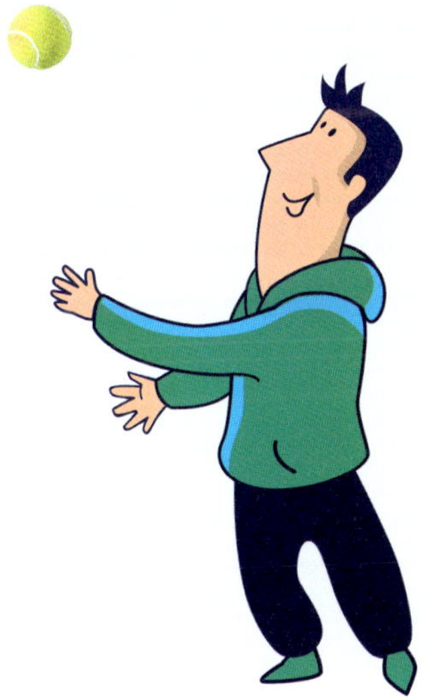

Die Übungsprogramme

Machen Sie sich bereit: Verschiedene Tests helfen Ihnen herauszufinden, was Sie brauchen. Auf dieser Basis stellen Sie Ihr individuelles Übungsprogramm zusammen.

Hip Outcome Score (HOS)

Mit dem Hip Outcome Score wird ermittelt, inwieweit Sie in der Lage sind, die Tätigkeiten auszuführen, die zum täglichen Leben gehören.

Der Fragebogen »Hip Outcome Score« erfasst Alltagsbeschwerden und -probleme, die durch Ihr Hüftgelenk verursacht werden können. Er gibt damit einen Überblick, wie es Betroffenen geht und inwieweit sie in der Lage sind, ihre alltäglichen Tätigkeiten zu verrichten. Die hier erfassten Alltagsprobleme bedingen häufig auch Einschränkungen im gesamten Leben der Betroffenen. Denn bei größeren Beschwerden ist zum Beispiel die Berufsausübung oder das Lieblingshobby ebenfalls nur begrenzt möglich. Dadurch schwinden bei einigen auch die sozialen Kontakte. Deshalb geht eine Verbesserung im Hip Outcome Score auch mit einer höheren Lebensqualität der Betroffenen einher.

So geht es

Bitte beantworten Sie jede Frage mit der Antwort, die Ihren Zustand während der letzten Woche am besten beschreibt. Falls die betreffende Aktivität durch etwas anderes als durch Ihre Hüfte eingeschränkt ist, markieren Sie »nicht zutreffend« (NZ).

Alltagsaktivitäten:
Wie groß sind Ihre Schwierigkeiten bei folgenden Aktivitäten?

	keine	gering	mäßig	extrem	unmöglich	NZ
15 Minuten stehen	☐	☐	☐	☐	☐	☐
In ein gewöhnliches Auto ein- und aussteigen	☐	☐	☐	☐	☐	☐
Socken und Schuhe anziehen	☐	☐	☐	☐	☐	☐
Steile Hügel hinaufgehen	☐	☐	☐	☐	☐	☐
Steile Hügel hinuntergehen	☐	☐	☐	☐	☐	☐
Eine Etage hinaufgehen	☐	☐	☐	☐	☐	☐
Eine Etage hinuntergehen	☐	☐	☐	☐	☐	☐
Bordsteine rauf und runter gehen	☐	☐	☐	☐	☐	☐
Tief in die Hocke gehen	☐	☐	☐	☐	☐	☐
In eine oder aus einer Badewanne steigen	☐	☐	☐	☐	☐	☐
15 Minuten sitzen	☐	☐	☐	☐	☐	☐
Die ersten Schritte gehen	☐	☐	☐	☐	☐	☐
Etwa 10 Minuten gehen	☐	☐	☐	☐	☐	☐
15 Minuten oder länger gehen	☐	☐	☐	☐	☐	☐
Sich auf dem betroffenen Bein drehen	☐	☐	☐	☐	☐	☐

	keine	gering	mäßig	extrem	unmöglich	NZ
Sich im Bett umdrehen	☐	☐	☐	☐	☐	☐
Leichte bis mittelschwere Arbeit (Stehen, Gehen)	☐	☐	☐	☐	☐	☐
Schwere Arbeit (Schieben, Ziehen, Klettern, Tragen)	☐	☐	☐	☐	☐	☐
Freizeitaktivitäten	☐	☐	☐	☐	☐	☐

Sport:
Wie groß sind Ihre Schwierigkeiten bei folgenden Aktivitäten?

	keine	gering	mäßig	extrem	unmöglich	NZ
1–2 km Joggen	☐	☐	☐	☐	☐	☐
Springen/Hüpfen	☐	☐	☐	☐	☐	☐
Gegenstände, wie zum Beispiel einen Golfschläger, schwingen	☐	☐	☐	☐	☐	☐
Landen	☐	☐	☐	☐	☐	☐
Schnell losrennen und abstoppen	☐	☐	☐	☐	☐	☐
Haken schlagen / seitliche Bewegungen	☐	☐	☐	☐	☐	☐
Wenig belastende Aktivitäten wie schnelles Gehen	☐	☐	☐	☐	☐	☐

	keine	gering	mäßig	extrem	unmöglich	NZ
Aktivitäten so ausüben, wie Sie es normalerweise tun	☐	☐	☐	☐	☐	☐
Einen gewünschten Sport so lange ausüben, wie Sie es wollen	☐	☐	☐	☐	☐	☐

Wie würden Sie den momentanen Funktionsgrad Ihrer Hüfte beurteilen?

☐ normal
☐ fast normal
☐ unnormal
☐ stark unnormal

Auswertung

Die einzelnen Fragen werden mit Punkten von 4 (keine Schwierigkeiten) bis 0 (unmöglich) bewertet. Zählen Sie Ihre Punkte zusammen.

Ergebnis = (Punktzahl : beantwortete Fragen × 4) × 100 %

Je höher der Wert, desto besser ist die Funktion im Alltag. Die letzte Frage wird nicht in die Bewertung miteinbezogen.

Testen Sie Ihre konkreten Potenziale

Jeder Mensch mit Hüftproblemen hat seine individuellen Potenziale und Defizite. Diese zu kennen ist wichtig, um die passenden Übungen zusammenzustellen.

Die folgenden Tests überprüfen, wie fit Ihre Hüfte in den Bereichen Beweglichkeit, Gleichgewicht, Kraft und im Alltag ist. Sie müssen aber nicht alles auf einmal durchführen! Sie können auch Tag für Tag einen Bereich überprüfen. Führen Sie die Tests unbedingt beidseits durch und vergleichen Sie anschließend beide Seiten miteinander. Denn insbesondere große Defizite im Seitenvergleich stehen häufig direkt mit den Hüftbeschwerden in Zusammenhang.

Bei allen Tests sollten Sie Folgendes beachten: Ein leichtes Ziehen ist in Ordnung. Bleiben Sie aber auf der Schmerzampel auf jeden Fall im grünen oder gelben Bereich. Wenn Sie einen Test aufgrund von Schmerzen nicht ausführen können oder diese sich zunehmend verschlimmern, brechen Sie den Test ab und notieren Sie das Ergebnis bis dahin. Achten Sie darauf, dass Sie die Tests genauso erneut durchführen können – tragen Sie während der Tests Schuhe oder nicht? Führen Sie alle Tests am Stück durch oder Tag für Tag? Notieren Sie sich die exakte Durchführung, sodass Sie die Ergebnisse bei einer erneuten Testung vergleichen können.

Notieren der Ergebnisse Führen Sie die Tests nacheinander durch und notieren und kreuzen Sie Ihr Ergebnis unter der Beschreibung vom Test an. Übertragen Sie nach jedem Bereich Ihre Punkte (P) in die Auswertungstabelle (Seite 108).

Beweglichkeitstests

Wir bezeichnen jemanden als sehr beweglich, wenn er im Vergleich zu anderen ein großes Bewegungsausmaß hat. Das bedeutet, dass derjenige zum Beispiel ohne große Mühe in den Spagat gehen kann. Es muss jedoch nicht jeder so beweglich sein wie der Schlangenmensch im Zirkus, denn die meisten Menschen brauchen so viel Bewegungsspielraum im Alltag nicht. Es ist daher grundsätzlich auch nicht notwendig, dass ein 90-jähriger Rentner so beweglich ist wie eine 20-jährige Turnerin. Ein gewisses Maß an Beweglichkeit ist aber die Basis dafür, dass wir normal gehen und uns bücken können – also unsere tagtäglichen Aktivitäten beschwerdefrei bewältigen können. Das für jeden persönlich notwendige Bewegungsausmaß hängt maßgeblich von den individuellen Alltagsanforderungen ab. Die folgenden Übungen testen die Beweglichkeit in Ihren Hüftgelenken. Nehmen Sie hierbei die Endposition der jeweiligen Haltung ein. Vergleichen Sie beide Seiten und kreuzen Sie dann an, auf welchem Niveau Sie sich befinden. Führen Sie die Tests am besten vor einem Spiegel durch, nehmen Sie sich mit Kamera auf und analysieren Sie das Video anschließend oder lassen Sie sich von einem Partner beobachten.

Das brauchen Sie: Sie benötigen für die Beweglichkeitstests einen Partner, Spiegel oder eine Kamera (Handy), ein Sofa sowie einen Stift und 5 Minuten Zeit.

Thomas-Griff

Legen Sie sich auf den Rücken und stellen Sie beide Beine an. Ziehen Sie ein Bein so weit wie möglich mit beiden Händen zu Ihrem Bauch. Strecken Sie nun das andere Bein aus (Bild Seite 94). Tragen Sie Ihre Ergebnisse gleich in die Tabelle auf Seite 95 ein.

Gleichgewichtstest

Was ist eigentlich Gleichgewicht? Darunter versteht man, seinen Körper gegen die Schwerkraft im Raum stabil oder seine Position gegen äußere Kräfte stabil halten zu können.

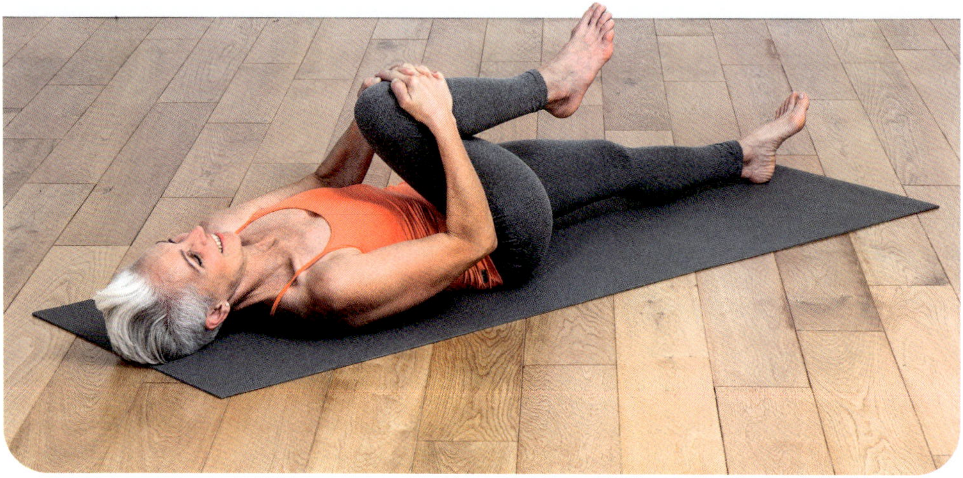

Thomas-Griff

Das bedeutet, dass man beispielsweise bei gutem Gleichgewicht, ohne sich festzuhalten, sicher und ohne zu zittern frei stehenbleiben und gleichzeitig die Lebensmittel in den Schrank räumen kann. Damit ist aber auch gemeint, dass man nicht gleich stürzt, wenn man in einer Menschenmenge angerempelt wird, und sich nach dem Stolpern schnell abfangen kann.

Jeder Mensch hat viele Propriozeptoren (spezielle Sinnesrezeptoren) in den Strukturen um das Hüftgelenk. Diese geben dem Gehirn Rückmeldung über die Körperposition, Muskelspannung und die Bewegung im Raum. Bei Personen mit Hüftproblemen ist dieses System meist gestört. Da die Rückmeldung gestört ist, wissen Betroffene zum Beispiel nicht mehr, wie genau gerade die Hüfte steht und wie viel Kraft jetzt für eine Bewegung benötigt wird. Infolgedessen wird die Hüftmuskulatur zum Beispiel beim Stehen auf einem Bein, auf unebenen Untergründen wie einer Wiese oder beim Stolpern zum falschen Zeitpunkt und in der falschen Intensität aktiviert. Betroffene werden dann unsicher beim Gehen und Stehen. Das Sturzrisiko steigt.

Gleichgewichtsdefizite zu erkennen ist also wichtig, um Stürze und Verletzungen zu verhindern. Hiervon können alle Menschen mit Defiziten profitieren. Balancetraining ist aber auch zur Vorbeugung von

Ergebnisse des Tests »Thomas-Griff«

	Gesundes Bein	Betroffenes Bein
Gebeugtes Bein		
Sie können Ihr Bein nicht mit beiden Händen greifen.	☐ 0 Punkte	☐ 0 Punkte
Ihr Bein lässt sich ca. 90° anwinkeln.	☐ 1 Punkt	☐ 1 Punkt
Ihr Bein lässt sich über 90° anwinkeln, kann die Brust aber nicht berühren oder es besteht ein deutlicher Seitenunterschied.	☐ 2 Punkte	☐ 2 Punkte
Ihr Oberschenkel kann Ihre Brust berühren. Die Beweglichkeit ist seitengleich.	☐ 3 Punkte	☐ 3 Punkte
gestrecktes Bein		
Sie können Ihr Bein nicht ausstrecken.	☐ 0 Punkte	☐ 0 Punkte
Ihr Bein lässt sich etwas ausstrecken, Oberschenkel und Wade hängen in der Luft.	☐ 1 Punkt	☐ 1 Punkt
Die Wade berührt die Unterlage, der Oberschenkel nicht oder es besteht ein deutlicher Seitenunterschied.	☐ 2 Punkte	☐ 2 Punkte
Ihr Oberschenkel liegt auf der Unterlage. Die Beweglichkeit ist seitengleich.	☐ 3 Punkte	☐ 3 Punkte

Sportverletzungen wichtig, insbesondere wenn Sportler schon mal verletzt waren.

Durchführung Nehmen Sie nacheinander der folgende drei Positionen ein und bleiben Sie hier so lange wie möglich stehen. Festhalten ist nicht erlaubt.

Stehen Sie auf dem Boden (kein Teppich/Matte oder Ähnliches als Unterlage).

Stoppen Sie die Zeit. Notieren Sie nach dem Test Ihre Zeit und kreuzen Sie an, wie viele Punkte Sie erhalten. Wechseln Sie nach jedem Test die Seite und machen Sie 30 Sekunden Pause.

Das brauchen Sie 5 Minuten Zeit, Stoppuhr (Handy), Person, die die Zeit stoppt.

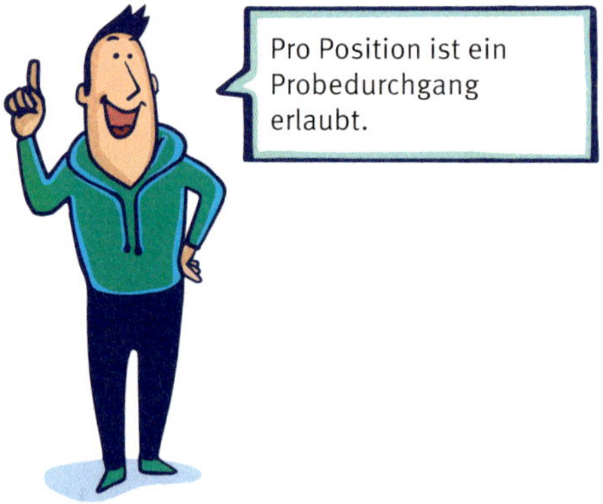

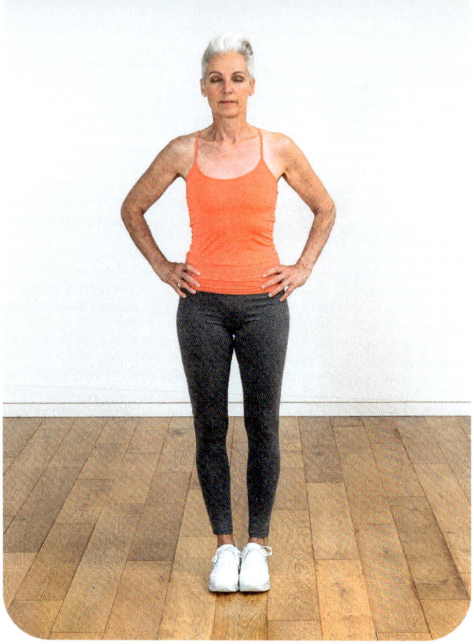

Zweibeinstand

Stehen Sie mit geschlossenen Füßen. Die Fußinnenkanten berühren sich. Legen Sie Ihre Hände auf den Beckenkamm. Schließen Sie die Augen.

Ich kann in dieser Position … stehen bleiben.

- … über 60 Sekunden … ☐ 3
- … mindestens 30 Sekunden … ☐ 2
- … mindestens 10 Sekunden … ☐ 1
- … keine 10 Sekunden … ☐ 0

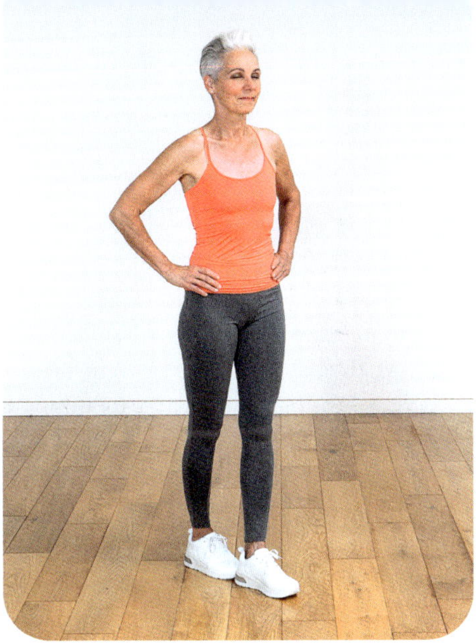

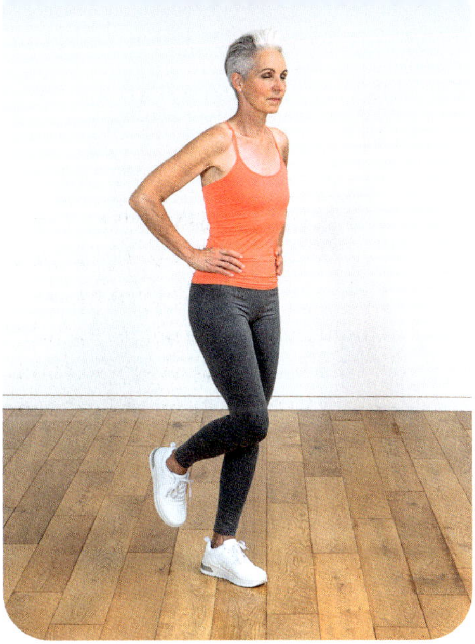

Tandemstand

Stellen Sie Ihre Füße direkt hintereinander: Das verletzte Bein steht hinten und das gesunde Bein vorne. Die Zehenspitzen des hinteren Beines berühren die Ferse des vorderen Fußes. Legen Sie Ihre Hände auf den Beckenkamm. Schließen Sie die Augen.

Ich kann in dieser Position ... stehen bleiben.

- … über 60 Sekunden … ☐ 3
- … mindestens 30 Sekunden … ☐ 2
- … mindestens 10 Sekunden … ☐ 1
- … keine 10 Sekunden … ☐ 0

Einbeinstand

Stellen Sie sich auf Ihr verletztes Bein. Das gesunde Bein hängt mit leicht gebeugtem Kniegelenk in der Luft, es berührt das andere Bein nicht. Legen Sie Ihre Hände auf den Beckenkamm und schließen Sie Ihre Augen.

Ich kann in dieser Position ... stehen bleiben.

- … über 60 Sekunden … ☐ 3
- … mindestens 30 Sekunden … ☐ 2
- … mindestens 10 Sekunden … ☐ 1
- … keine 10 Sekunden … ☐ 0

Koordinations- und Krafttests

Koordination und Kraft sind die Grundlage von jeder Bewegung des menschlichen Körpers. Wenn sich jemand koordiniert bewegt, spielen die Sinnesorgane (z. B. Auge, Propriozeptoren und Innenohr), das Nervensystem und die bewegungsausführenden Organe (z. B. Muskeln, Sehnen, Gelenke) perfekt zusammen. Eine perfekte Koordination der Hüfte und des Rumpfes ist Voraussetzung für einen sicheren Gang, um etwas Heben und Tragen, sich Bücken, Laufen und Springen zu können.

Die Kraft ist zusammen mit der Koordination die Basis für eine ausreichende Hüftstabilität. Eine ausreichende Kraft ist für jeden wichtig, der seinen Alltag beschwerdefrei bewältigen möchte.

Die folgenden Übungen testen die Koordination und Kraft ihrer Hüftregion. Hierbei wird zunächst jeweils eine bestimmte Position so lange wie möglich eingenommen. Damit die Tests aussagekräftig sind, sollten sie erst bei vollständiger Ermüdung abgebrochen werden. Es ist völlig normal, dass Ihre Beine und vielleicht sogar Ihr ganzer Körper gegen Ende eines Tests zittern. Halten Sie durch, bis Sie die Position wirklich nicht mehr halten können! Notieren Sie nach dem Test Ihre Zeit und kreuzen Sie an, wie viele Punkte Sie erhalten. Wechseln Sie nach jedem Test die Seite und machen Sie 30 Sekunden Pause.

Das brauchen Sie Eine Wand, Gymnastikmatte oder Teppich, Stuhl, evtl. Kissen, Stoppuhr (Handy), Stift, 5–25 Minuten Zeit.

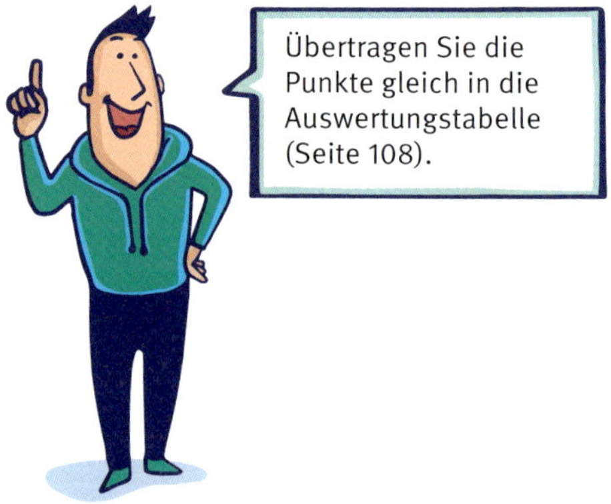

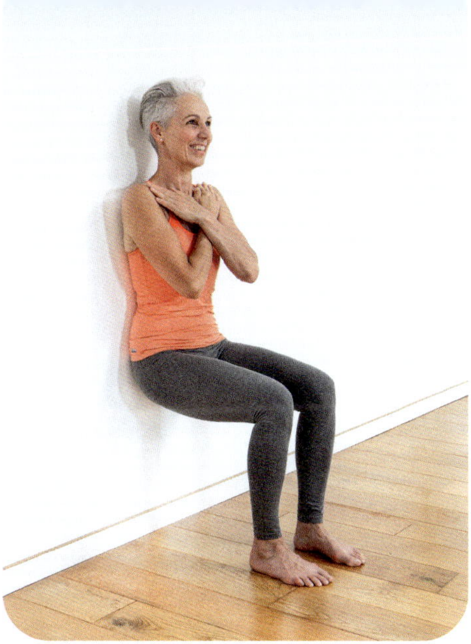

Wandkniebeuge

Stellen Sie sich 3 Fußlängen entfernt mit dem Rücken zu einer Wand. Lehnen Sie sich an die Wand und gehen Sie in die Knie. Ihr Rücken hat komplett Kontakt zur Wand. In Hüften und Knien entsteht ein Winkel von ca. 90°. Halten Sie die Position so lange wie möglich.

Stellen Sie sich zur Sicherheit einen Stuhl an die Seite, damit Sie keine Bedenken haben müssen, das Gleichgewicht zu verlieren.

unter 50 Jahre

Ich kann diese Position … halten.

- … über 90 Sekunden … ☐ 3
- … über 60 Sekunden … ☐ 2
- … über 30 Sekunden … ☐ 1
- … keine 30 Sekunden … ☐ 0
- Ich komme nicht in diese Position. ☐ 0

über 50 Jahre

Ich kann diese Position … halten.

- … über 65 Sekunden … ☐ 3
- … über 45 Sekunden … ☐ 2
- … über 20 Sekunden … ☐ 1
- … keine 30 Sekunden … ☐ 0
- Ich komme nicht in diese Position. ☐ 0

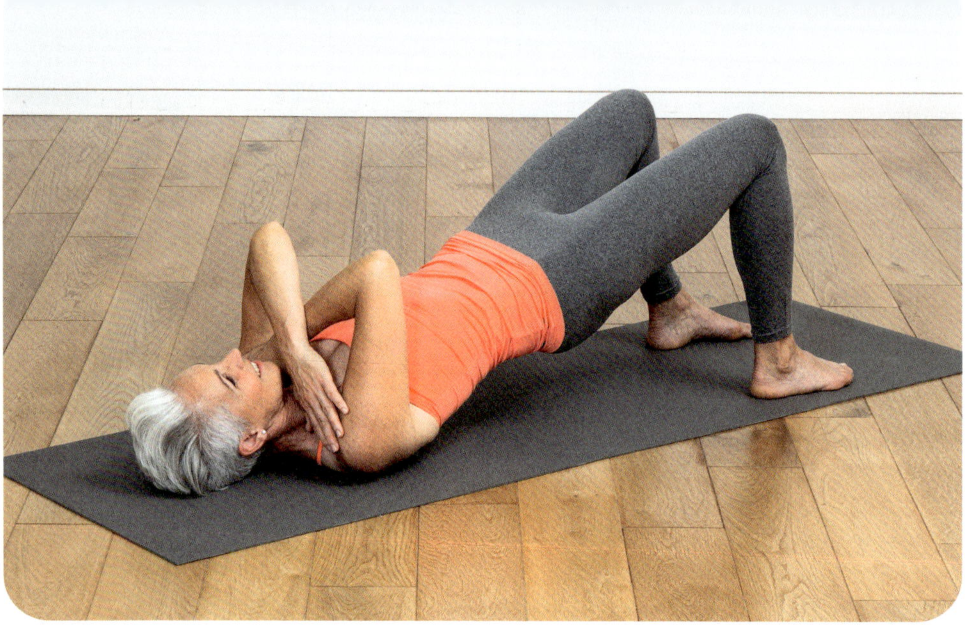

Brücke

Legen Sie sich auf einer Gymnastikmatte auf den Rücken. Verschränken Sie Ihre Arme vor der Brust und stellen Sie beide Beine an. Heben Sie Ihr Gesäß an und halten Sie die Position so lange wie möglich.

Hinweis: Stellen Sie Ihre Fersen weiter weg von sich, wenn Ihre Oberschenkel hinten krampfen. Notieren Sie es, dass Sie eine erneute Testung genauso durchführen können.

unter 50 Jahre

Ich kann diese Position … halten.

- … über 4 Minuten und 30 Sekunden … ☐ 3
- … über 2 Minuten und 30 Sekunden … ☐ 2
- … über 1 Minute … ☐ 1
- … keine Minute … ☐ 0
- Ich komme nicht in diese Position. ☐ 0

über 50 Jahre

Ich kann diese Position … halten.

- … über 3 Minuten und 15 Sekunden … ☐ 3
- … über 2 Minuten … ☐ 2
- … über 1 Minute … ☐ 1
- … keine Minute … ☐ 0
- Ich komme nicht in diese Position. ☐ 0

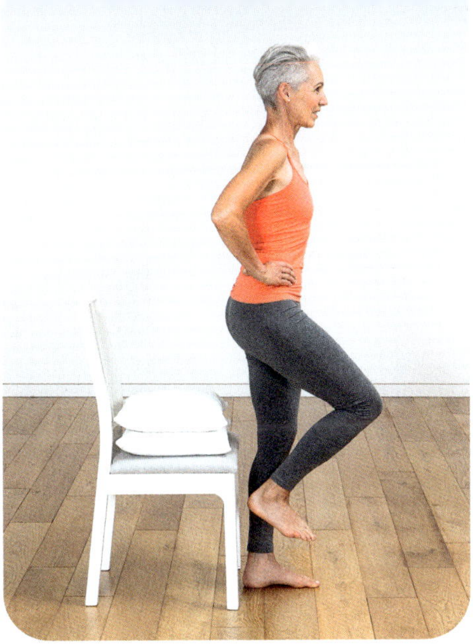

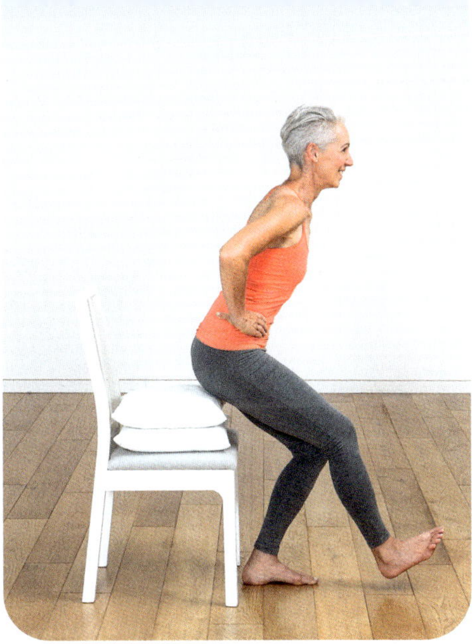

Einbeinige tiefe Kniebeuge

Stellen Sie sich vor einem Stuhl auf ein Bein. Die Stuhlhöhe sollte etwa bis zur Mitte Ihres Oberschenkels gehen. Legen Sie bei Bedarf noch Kissen auf die Sitzfläche. Ihre Hände sind auf Ihren Beckenkämmen. Gehen Sie fünfmal ins Knie, bis Sie jeweils mit dem Gesäß die Sitzfläche berühren und richten Sie sich, ohne zwischendurch abzusetzen, wieder auf.

Quantität

0 Wiederholungen = 0 Punkte
1/2 Wiederholungen = 0,5 Punkte
3/4 Wiederholungen = 1 Punkt
5 oder mehr Wiederholungen = 1,5 Punkte

Qualität

- Die Bewegung ist kontrolliert und ich fühle mich sicher. ☐ 1,5
- Mir knickt das Knie nach 2 bis 3 Wiederholungen etwas nach innen oder außen weg, ich muss mich mit dem Oberkörper etwas mehr nach vorne lehnen und/oder stehe etwas unsicher. ☐ 1
- Mir knickt das Knie sofort deutlich nach innen oder außen weg, ich muss mich mit dem Oberkörper stark nach vorne lehnen und/oder kann kaum stehen bleiben. ☐ 0,5
- Ich kann die Übung kein einziges Mal ausführen. ☐ 0

Summe aus Quantität und Qualität: ______

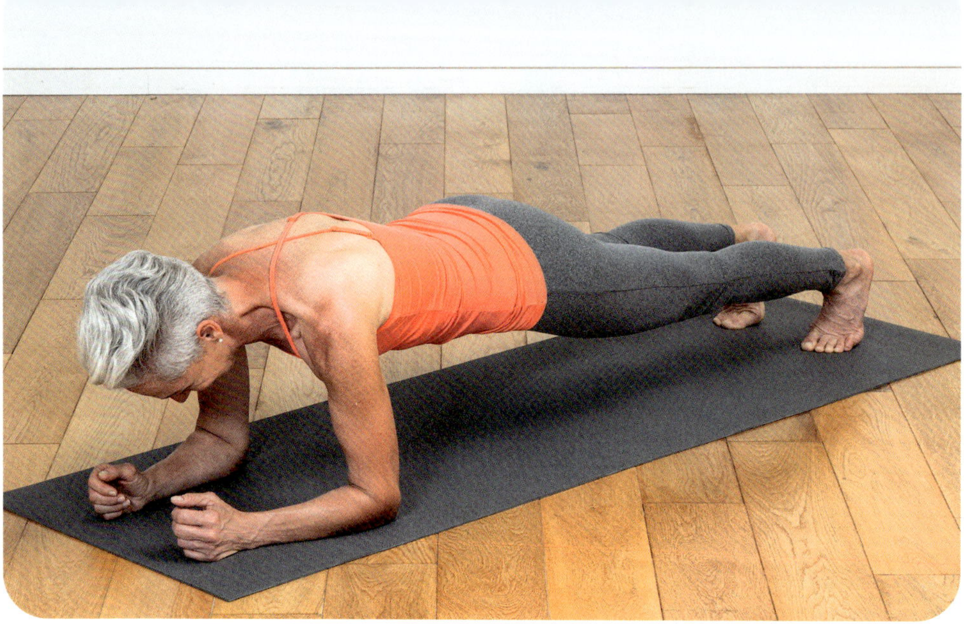

Unterarmstütz

Stützen Sie sich auf Ihre Unterarme und Füße. Die Schultern sind über den Ellenbogen. Blicken Sie zum Boden. Spannen Sie den Bauch an. Drücken Sie gleichzeitig die Ellenbogen in den Boden. Kopf, Schultern, Becken und Füße bilden eine Linie. Halten Sie die Position so lange wie möglich.

Ich kann diese Position ... halten.

- … über 90 Sekunden … ☐ 3
- … zwischen 30 und 90 Sekunden … ☐ 2
- … weniger als 30 Sekunden … ☐ 1
- … weniger als 5 Sekunden … ☐ 0

Alltagsfunktionen testen

Neben den Kategorien Beweglichkeit, Gleichgewicht und Kraft, ist ihre Alltagstauglichkeit für Sie von entscheidender Bedeutung. Hier sind im Wesentlichen folgende Funktionen wichtig: Schnelles und langes Gehen, Gehen und Umkehren, von einem Stuhl Aufstehen, Treppe gehen sowie Springen und Landen.

Ermitteln Sie anhand der folgenden Tests, wie gut Sie welche Tätigkeit durchführen können. Damit die Tests aussagekräftig sind, müssen Sie wirklich alles geben!

Das brauchen Sie 5 Minuten Zeit, Stoppuhr (Handy), Person, die die Zeit stoppt.

4 mal 10 Meter schnelles Gehen

Markieren Sie eine 10-m-Strecke mit genügend Platz an beiden Enden, um umzudrehen. Setzen Sie zusätzlich 2 m hinter der Start- und Ziellinie eine Markierung fürs Umdrehen.

Der Betroffene geht mit Schuhen so schnell und sicher, wie er kann, ohne zu rennen, die Strecke 4 mal hin und her (insgesamt 40 m, 3 mal umdrehen). Während dem Umdrehen wird die Zeit angehalten. Stoppen Sie die Zeit während den 40 m.

unter 60 Jahre

Ich benötige … um die 40 m zu gehen.

- … unter 20 Sekunden … ☐ 3
- … zwischen 21 und 40 Sekunden … ☐ 2
- … zwischen 41 und 60 Sekunden … ☐ 1
- … über eine Minute … ☐ 0
- Ich kann die Strecke gar nicht gehen. ☐ 0

über 60 Jahre

Ich benötige … um die 40 m zu gehen.

- … unter 25 Sekunden … ☐ 3
- … zwischen 26 und 45 Sekunden … ☐ 2
- … zwischen 46 und 70 Sekunden … ☐ 1
- … über 70 Sekunden … ☐ 0
- Ich kann die Strecke gar nicht gehen. ☐ 0

6-Minuten-Gehtest

Suchen Sie sich eine Strecke aus, auf der Sie die gelaufene Distanz messen können, auf der Sie nicht durch zum Beispiel Verkehr gestört werden und die weder bergauf noch bergab geht. Gehen Sie für 6 Minuten so schnell wie möglich mit Schuhen und Ihren normalen Hilfsmitteln (Rollator, Gehstock oder Ähnliches). Messen Sie die Distanz. Sie bestimmen selbst, ob Sie Pausen einlegen. Ziel ist, in 6 Minuten möglichst weit zu gehen.

Unter 70 Jahre

Ich kann in 6 Minuten ... gehen.

- … mindestens 500 m … ☐ 3
- … zwischen 300 und 500 m … ☐ 2
- … zwischen 100 und 300 m … ☐ 1
- … weniger als 100 m … ☐ 0

Über 70 Jahre

Ich kann in 6 Minuten ... gehen.

- … mindestens 350 m … ☐ 3
- … zwischen 200 und 350 m … ☐ 2
- … zwischen 50 und 200 m … ☐ 1
- … weniger als 50 m … ☐ 0

Treppentest

Suchen Sie sich eine Treppe mit mindestens 12 Stufen und normaler Stufenhöhe aus, auf der Sie nicht durch andere Passanten gestört werden. Gehen Sie die Treppe so schnell und sicher wie möglich hoch und runter. Halten Sie sich, wenn nötig, am Handlauf fest. Stoppen Sie die Zeit.

Um 12 Stufen hoch und runter zu gehen, brauche ich ...

- … maximal 9 Sekunden. ☐ 3
- … maximal 15 Sekunden. ☐ 2
- … maximal 20 Sekunden. ☐ 1
- … länger als 20 Sekunden. ☐ 0
- Ich kann keine 12 Treppenstufen gehen. ☐ 0

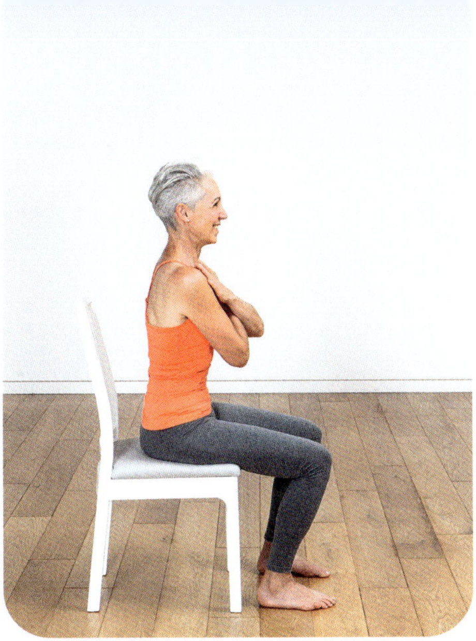

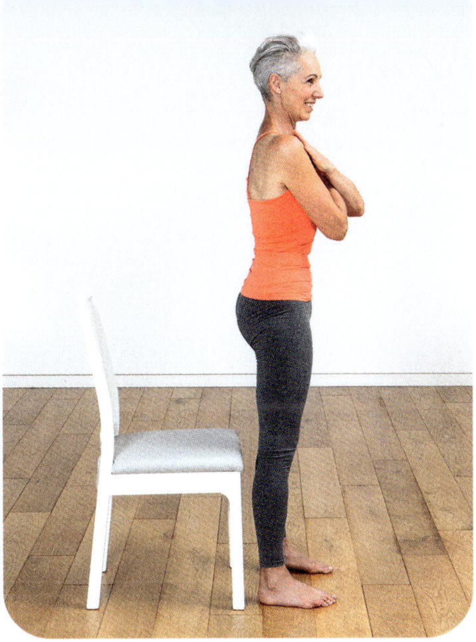

30-Sekunden-Aufstehtest

Setzen Sie sich aufrecht auf einen Stuhl. Achten Sie darauf, dass dieser nicht besonders hoch ist. Ihre Füße stehen fest auf dem Boden. Verschränken Sie Ihre Arme vor dem Brustkorb. Stehen Sie innerhalb von 30 Sekunden so oft wie möglich auf. Ein Partner stoppt die Zeit und zählt Ihre Wiederholungen.

Unter 60 Jahre

Ich schaffe ... Wiederholungen.

- … mindestens 20 … ☐ 3
- … mindestens 13 … ☐ 2
- … mindestens 6 … ☐ 1
- Ich kann so nicht aufstehen. ☐ 0

60 bis 80 Jahre

Ich schaffe ... Wiederholungen.

- … mindestens 17 … ☐ 3
- … mindestens 11 … ☐ 2
- … mindestens 5 … ☐ 1
- Ich kann so nicht aufstehen. ☐ 0

Über 80 Jahre

Ich schaffe ... Wiederholungen.

- … mindestens 13 … ☐ 3
- … mindestens 8 … ☐ 2
- … mindestens 4 … ☐ 1
- Ich kann so nicht aufstehen. ☐ 0

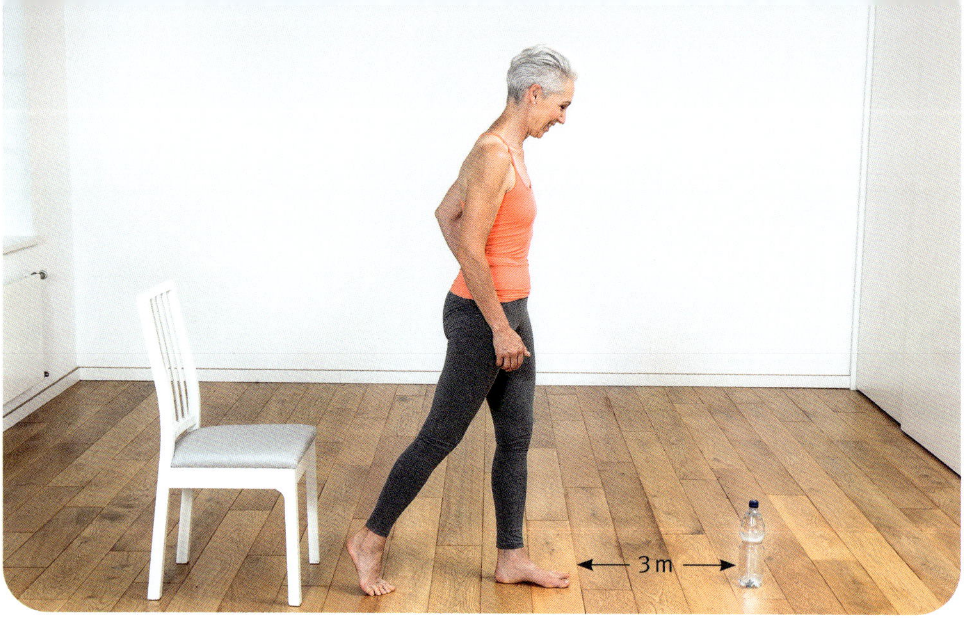

Aufstehen und Losgehen

Setzen Sie sich auf einen Stuhl. Falls nötig, benutzen Sie Hilfsmittel wie Unterarmgehstützen oder einen Rollator. Stehen Sie so schnell wie möglich auf, gehen Sie 3 Meter und kehren Sie wieder um. Setzen Sie sich wieder auf den Stuhl. Stoppen Sie die Zeit.

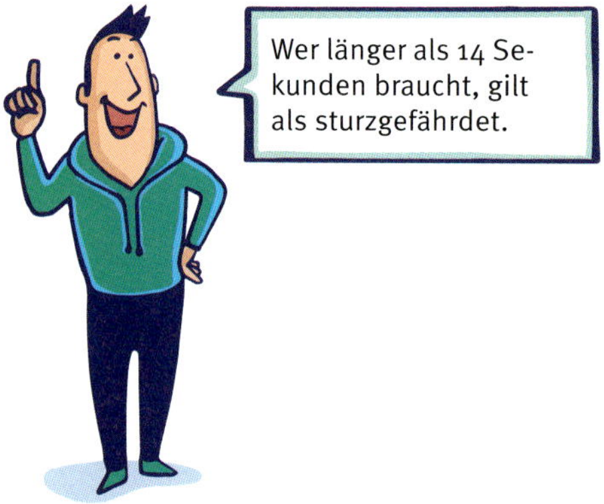

Unter 70 Jahre

Ich brauche …

- … unter 8 Sekunden. ☐ 3
- … zwischen 9 und 15 Sekunden. ☐ 2
- … zwischen 16 und 25 Sekunden. ☐ 1
- … über 25 Sekunden. ☐ 0
- Ich kann das nicht. ☐ 0

Über 70 Jahre

Ich brauche …

- … unter 10 Sekunden. ☐ 3
- … zwischen 10 und 19 Sekunden. ☐ 2
- … zwischen 20 und 30 Sekunden. ☐ 1
- … über 30 Sekunden. ☐ 0
- Ich kann das nicht. ☐ 0

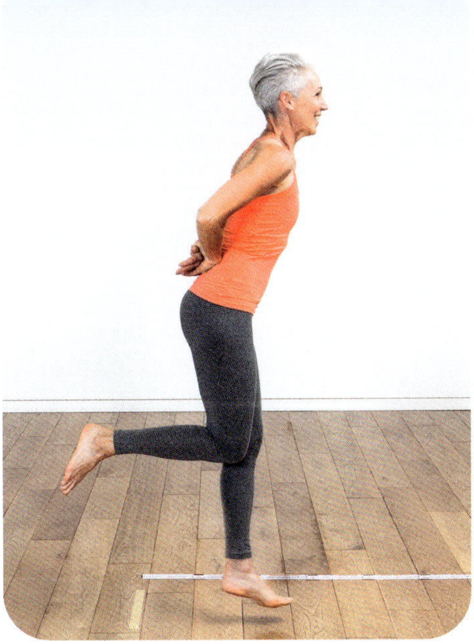

Einbeinsprung

Stellen Sie sich auf ein Bein an die Startlinie. Ihre Hände befinden sich hinter dem Rücken. Springen Sie so weit wie möglich nach vorne und landen Sie wieder auf dem gleichen Bein. Springen Sie 3 Mal. Gewertet wird jeweils der beste Versuch.

beste Weite rechts: ____________________

beste Weite links: ____________________

Quantität

Meine Weite beträgt ...

- ... mindestens 75 % von meiner Körpergröße und kaum Seitenunterschied. ☐ 1,5
- ... mindestens 50 % von meiner Körpergröße oder über 25 % Seitenunterschied. ☐ 1
- ... mindestens 25 % von meiner Körpergröße. ☐ 0,5
- ... unter 25 % von meiner Körpergröße ☐ 0
- Ich kann das nicht. ☐ 0

Qualität

- Die Bewegung ist kontrolliert. Ich fühle mich sicher. ☐ 1,5
- Ich bin etwas unsicher beim Landen. ☐ 1
- Ich kann beim Landen kaum stehen bleiben. ☐ 0,5
- Ich kann einbeinig nicht ohne Zwischenhüpfer landen. ☐ 0
- Ich kann einbeinig nicht springen. ☐ 0

Summe: ______________________________

Auswertung der Tests

Nun haben Sie im Idealfall alle Testergebnisse in die nachfolgende Auswertungstabelle übertragen. Zählen Sie die Punkte aus den vorhergehenden Tests zusammen. Anhand der Punkte können Sie das für Sie optimale Übungsprogramm auswählen.

Welches Programm soll ich durchführen?

Jetzt haben Sie vier für Sie passenden Übungsprogramme ermittelt. Alle Übungsprogramme regelmäßig durchzuführen ist allerdings für die meisten Menschen unrealistisch. Konzentrieren Sie sich deshalb zunächst auf die ein bis zwei Bereiche, in denen Sie die niedrigste Punktzahl erreicht haben.

Test	Erhaltene Punkte	
	Gesundes Bein	**Betroffenes Bein**
Beweglichkeit		
Gebeugtes Bein	____ /3 Punkten	____ /3 Punkten
Gestrecktes Bein	____ /3 Punkten	____ /3 Punkten
Punkte insgesamt	____ /6 Punkten	____ /6 Punkten
Übungsprogramm	☐ 0–4 Punkte: Beginner ☐ 5–8 Punkte: Fortgeschrittene ☐ 9–12 Punkte: Profis	
Gleichgewicht		
Zweibeinstand	____ /3 Punkten	____ /3 Punkten
Tandemstand	____ /3 Punkten	____ /3 Punkten
Einbeinstand	____ /3 Punkten	____ /3 Punkten
Punkte insgesamt	____ /9 Punkten	____ /9 Punkten
Übungsprogramme	☐ 0–4 Punkte: Beginner ☐ 5–8 Punkte: Fortgeschrittene ☐ 9–12 Punkte: Profis	

Test	Erhaltene Punkte	
	Gesundes Bein	Betroffenes Bein
Kraft		
Wandkniebeuge	____ /3 Punkten	____ /3 Punkten
Brücke	____ /3 Punkten	____ /3 Punkten
Einbeinige tiefe Kniebeuge	____ /3 Punkten	____ /3 Punkten
Unterarmstütz	____ /3 Punkten	____ /3 Punkten
Punkte insgesamt	____ /12 Punkten	____ /12 Punkten
Übungsprogramme	☐ 0–4 Punkte: Beginner ☐ 5–8 Punkte: Fortgeschrittene ☐ 9–12 Punkte: Profis	
Alltagsfunktionen		
4mal 10 Meter schnelles Gehen	____ /3 Punkten	____ /3 Punkten
6 Minuten Gehtest	____ /3 Punkten	____ /3 Punkten
Treppentest	____ /3 Punkten	____ /3 Punkten
30 Sekunden Aufstehtest	____ /3 Punkten	____ /3 Punkten
Aufstehen und Losgehen	____ /3 Punkten	____ /3 Punkten
Einbeinsprung	____ /3 Punkten	____ /3 Punkten
Punkte insgesamt	____ /18 Punkten	____ /18 Punkten
Übungsprogramme	☐ 0–6 Punkte: Beginner ☐ 7–12 Punkte: Fortgeschrittene ☐ 13–18 Punkte: Profis	

Wie lange soll ich es durchführen?
Am besten Sie wiederholen die Tests nach 6 bis 8 Wochen Training. Sehen Sie dann Ihre Fortschritte und passen Sie Ihr Übungsprogramm an.

Tipps und Tricks gegen den inneren Schweinehund

Wenn Sie schon länger Hüftprobleme haben, dann haben Sie bestimmt auch schon die ein oder andere Hüftübung ausprobiert. Aber sind Sie auch drangeblieben? Das A und O für ein erfolgreiches Training ist, dass Übungen langfristig regelmäßig durchgeführt werden. Und genau hier liegt für die meisten Betroffenen das größte Problem. Was können Sie tun, um längerfristig motiviert zu bleiben?

Setzen Sie sich Ziele

Je größer und herausfordernder ein Ziel ist, desto wichtiger ist es, dauerhaft am Ball zu bleiben. Ein klares Ziel gibt Ihnen Energie, sich mit den Übungen auseinanderzusetzen und mit dem Training zu starten. Es motiviert Sie zudem weiterzumachen, wenn es mal schwieriger wird, weil beispielsweise im Familienalltag gerade viel los ist. Sie kennen sicherlich das Problem mit den Neujahrsvorsätzen. Eigentlich weiß beispielsweise jeder, dass uns Bewegung guttut. Aber wie viele halten den Vorsatz, sich mehr zu bewegen oder abzunehmen, tatsächlich länger als einen Monat durch? Ein konkretes Ziel gibt Ihnen Orientierung, wo Sie am besten anfangen. Zudem können Sie so besser entscheiden, welche Übungen die wichtigsten für Sie sind. Es fällt Ihnen also leichter, Ihr Training gezielter und damit effizienter zu gestalten als bisher.

Konkretes Vorgehen

Ein Ziel sollte für Sie realistisch, messbar, alltagsnah und bedeutend sein. Wo sind Sie in Ihrem Alltag aufgrund Ihrer Hüfte am meisten eingeschränkt? Beispiele hierfür sind zum Beispiel, dass ein Bauarbeiter arbeitsunfähig ist, weil er wegen seiner Schmerzen in der Leiste keine schweren Lasten mehr tragen kann. Ein Handballer kann nicht mehr am Training mit seinen Mannschaftskameraden teilnehmen, weil er aufgrund der Schmerzen und Schwäche nicht abspringen kann.

Setzen Sie sich lieber mehrere kleine und konkrete Ziele als ein großes, denn das Erreichen eines Zieles stärkt Ihr Selbstvertrauen und motiviert Sie, weitere Ziele zu verfolgen. Überlegen Sie sich von Beginn an, wie Sie sich belohnen, wenn Sie Ihr Ziel erreicht haben. Erzählen Sie auch anderen davon. Erstellen Sie sich dann einen »Trainingsplan« für den Alltag, indem Sie genau die Tätigkeit üben, die Ihnen schwerfällt.

Überfordern Sie sich nicht

Durch die Tests haben sich vier Übungsprogramme für Sie ergeben. Aber vermutlich ist es für Sie nicht realistisch, alle Übungen jeden zweiten Tag durchzuführen. Hier einige Tipps:

Nehmen Sie sich nicht zu viele Übungen vor Für die meisten ist die Überwindung, jeden zweiten Tag 15 Minuten zu trainieren, geringer als zwei Mal pro Woche 45 Minuten. Suchen Sie sich deshalb zunächst nicht mehr als drei bis vier Übungen aus den Bereichen mit den meisten Defiziten aus. Sie profitieren mehr, wenn Sie drei bis vier Übungen jeden zweiten Tag durchführen, als wenn Sie zehn Übungen einmal im Monat erledigen.

Steigern Sie die Übungen langsam, aber regelmäßig Ein Training sollte für Sie anstrengend bis sehr anstrengend sein. Überlegen Sie sich also nach jedem Training, ob Sie wirklich ausgelastet waren. Steigern Sie beim nächsten Mal die Übungsschwierigkeit oder das Gewicht, wenn Sie sich noch mehr zutrauen. Beobachten Sie Ihren Fortschritt, indem Sie beispielsweise ein Trainingstagebuch führen. Das wird auf Seite 156/157 genauer erläutert. So stellen Sie sicher, dass Sie sich tatsächlich steigern und sich Ihren Zielen nähern.

Schaffen Sie sich optimale Voraussetzungen in Ihrer Umgebung Versuchen Sie die Übungen in Ihren Alltag zu integrieren. Binden Sie die Übungen an Aktivitäten, die Sie sowieso jeden Tag durchführen. Erstellen Sie sich für die Übungen eine kleine Erinnerung, um Sie nicht zu vergessen. Führen Sie die Übungen zum Beispiel immer nach dem Frühstück oder während ihrer Lieblingssendung im Fernsehen durch. Als Erinnerung könnten Sie sich dann ein Post-it auf den Kühlschrank oder den Fernseher kleben. Dadurch gehören die Übungen schon bald zu Ihrem Alltag.

Legen Sie einen festen Termin fest, an dem Sie die Übungen durchführen Rituale und Routinen sind wichtig, um die Überwindung etwas zu tun, möglichst gering zu halten. Vielen Menschen hilft es deshalb, sich einen festen Termin zu setzen. Betrachten Sie diesen Termin als verbindlich und tragen Sie ihn auch in Ihren Kalender ein. Das ist jetzt ein fester Termin, den Sie nur in absoluten Ausnahmefällen verschieben können.

Verabreden Sie sich mit einem Trainingspartner Wahrscheinlich sind Sie nicht die einzige Person in Ihrem Umfeld, die ein Gesundheitsproblem hat und von Training profitiert. Vielleicht können Sie sich zusammenschließen. Geteiltes Leid ist halbes Leid! Sie müssen dann ja nicht dieselben Übungen machen. Allein die Verabredung hilft vielen, die Übungen dann auch wirklich durchzuführen, weil Sie einer Bezugsperson nicht ständig absagen möchten.

Nicht für jeden ist das Wohnzimmer zu Hause der perfekte Ort Auf der einen Seite haben Übungsgeräte in der tagtäglichen Umgebung den Charme, dass sie uns immer wieder ans Training erinnern. Jedoch sieht man während des Übens auch das bequeme Sofa oder den staubigen Schrank, der dringend geputzt werden sollte. Schaffen Sie sich eine motivierende Umgebung, die Sie nicht ablenkt. Wenn Sie zu Hause trainieren möchten, haben Sie vielleicht genug Platz, um sich eine kleine Trainingsecke einzurichten. Sind Sie motivierter, wenn Sie Musik oder einen Podcast hören? Oder müssen Sie eher außer Haus? Vielleicht ist ein Training draußen, im Sportverein oder Fitness-Studio für Sie effektiver.

RPE-Skala

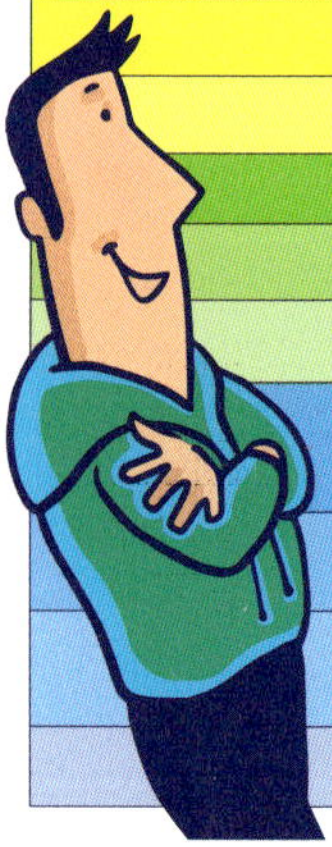

10	maximale Anstrengung/ Erschöpfung	• fast unmöglich, weiterzumachen • komplett außer Atem, unfähig zu sprechen • kann nur sehr kurze Zeit aufrechterhalten werden
9	extrem anstrengend	• sehr schwer durchzuhalten • kaum Atmung möglich • Nur wenige Wörter können gesprochen werden.
8	anstrengend	• grenzwertig unangenehm • Kurzatmigkeit spürbar • Es ist möglich, einen ganzen Satz zu sprechen.
7	moderat anstrengend	
6	anstrengend	• schwereres Atmen • kurze Gespräche möglich • spürbar anstrengender, aber noch komfortabel
5	moderat anstrengend	
4	wenig anstrengend	
3	sehr wenig anstrengend	• Gefühl, es über Stunden schaffen zu können • einfach zu atmen • Gespräche problemlos möglich • z. B. Gehen
2	nicht anstrengend	
1	überhaupt nicht anstrengend	• kaum Anstrengung spürbar • vergleichbar mit Schlafen oder Fernsehen • z. B. Stehen/Sitzen, im Bett liegen
0	Ruhe	

RPE-Skala: Wie anstrengend soll das Training sein?

Diese Frage stellt sich fast jeder beim Training! Aufschluss darüber bringt die Skala der subjektiven Belastung (RPE-Skala): Bewerten Sie nach dem Training auf einer Skala von 0 bis 10, wie anstrengend das Training für Sie war. Optimalerweise liegen Sie zwischen 5 und 8.

Wenn Sie noch mit Entzündungen kämpfen und Ihr Gewebe noch reizbar und empfindlich ist, geben zudem die Schmerzampel (Seite 58) und die Temperaturmessung (Seite 53) wichtige Hinweise.

Intervalltraining

Bei Menschen mit Hüftbeschwerden ist einerseits oft die Belastbarkeit der Hüfte reduziert. Aufgrund der langen Schonzeit nimmt zudem allmählich aber auch die Ausdauer ab. Gehen oder Laufen in Intervallen sind eine effektive Trainingsmöglichkeit, um ihre Ausdauer und Gehgeschwindigkeit zu steigern. Ob Sie gehen, walken oder laufen, variiert je nach Ihrem Trainingszustand und -ziel. Suchen Sie sich zunächst eine ebene Strecke mit zum Beispiel Waldboden. Wenn Sie besser werden, steigen Sie auf Strecken mit mehr Steigung um. Beispiel:

Trainingsteil	Vorgehen	subjektives Belastungsempfinden	Dauer
Aufwärmen	entspanntes Gehen/ Walken/Laufen	4–5/10	5–10 Minuten
Hauptteil	im Wechsel: 4 Minuten sehr anstrengend 4 Minuten moderat anstrengend	im Wechsel bei 6–8/10 bei 4–6/10	4 – 5 Intervalle = 28–36 Minuten
Abschluss	entspanntes Gehen/ Walken/Laufen	3–4	5–10 Minuten

Life Hacks – Trainingsgeräte im Alltag

Die Übungen sind Ihnen zu einfach oder schwer? Sie haben aber keine Fitnessgeräte? Dann können Sie Ihr Training mit den folgenden Life Hacks aufpeppen.

Training nach dem Aufstehen

Socken anziehen Sie können Ihre Hüfte nicht mehr richtig beugen und können kaum die Socken selbst anziehen? Um Hilfe zu fragen ist nicht immer möglich und den Betroffenen auch oft peinlich. Falten Sie ein Handtuch der Länge nach zusammen und stecken Sie es in Ihren Socken. Nutzen Sie dann das Handtuch als Verlängerung, um in den Socken zu gleiten.

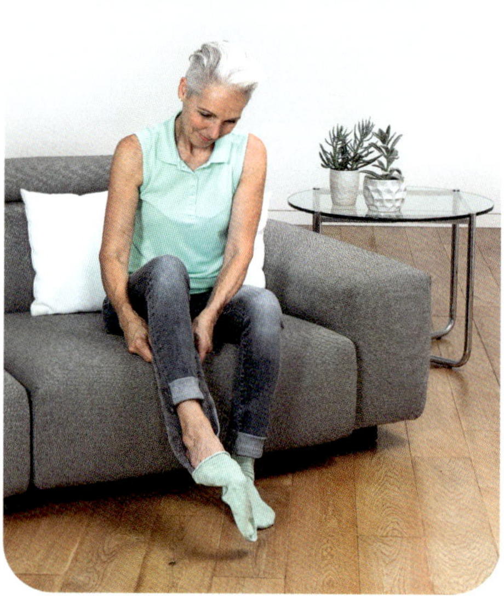

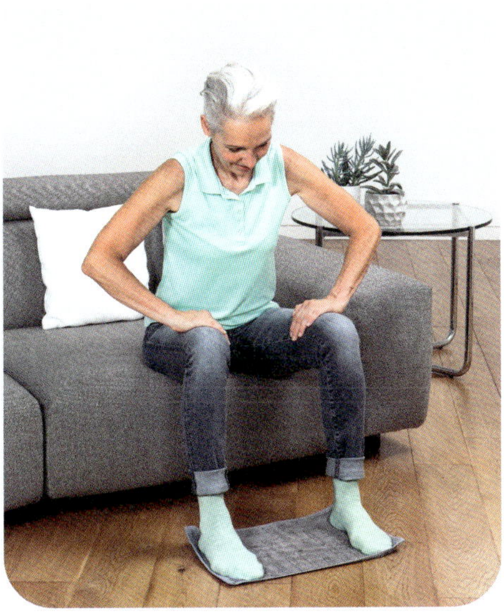

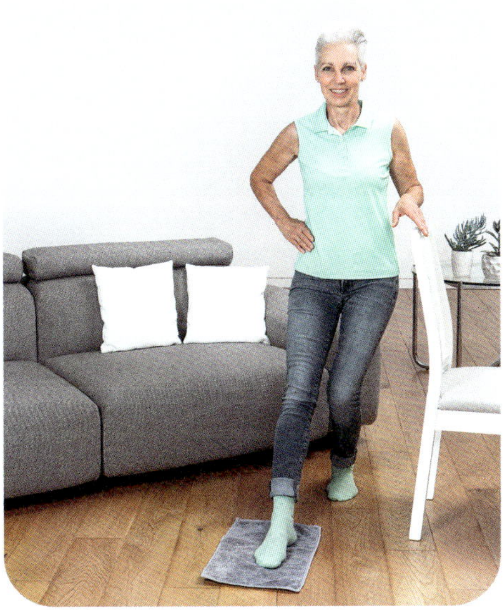

Handtuch spannen Aktivieren Sie Ihre Muskeln, indem Sie das Handtuch spannen. Insbesondere bei starken Schmerzen und Ansteuerungsproblemen sind diese Übungen hilfreich, um einzelne Positionen wieder stabilisieren zu können und einzelne Richtungen, ohne alles andere anspannen zu können. Setzten Sie sich beispielsweise auf einen Stuhl und legen Sie ein Handtuch unter Ihre Schuhe. Spannen Sie nun Ihre Beine an, als wollten Sie das Handtuch seitlich mit den Füßen auseinanderziehen. Dadurch spannt sich das Handtuch.

Vor- und Zurückgleiten Im Alltag ist der Untergrund nicht immer eine asphaltierte Straße. Manchmal sind Fliesen auch rutschig oder es hat Glatteis. Üben Sie das Rutschen vorher schon mal kontrolliert mit einem Handtuch. Wenn Sie dann mal ins Rutschen kommen, sind Sie im Alltag sicherer. Zudem kräftigen diese Übungen Ihre Beinmuskulatur, verbessern Ihre Koordination und fördern Ihre Stabilität und Sicherheit.

Training im Büro oder am Esstisch

Abstützen Sie haben Schwierigkeiten mit dem Gleichgewicht? Bei Gleichgewichtsübungen ist es das A und O, dass die Übung für Sie geradeso machbar ist. Um Stürze zu vermeiden ist es deshalb sinnvoll, wenn Sie sich bei Bedarf an etwas festhalten können. Hierzu eignet sich eine Stuhllehne. Achten Sie darauf, dass der Stuhl schwer genug ist, und legen Sie bei Bedarf etwas Schweres auf die Sitzfläche, damit der Stuhl nicht kippt.

Bulgarische Kniebeugen Ihnen sind einfache Kniebeugen in Schrittstellung zu einfach? Sie möchten mit einer gestreckten Hüfte Ihre Beinmuskulatur (hinteres Bein) trainieren oder weiter runter wie bei einbeinigen Kniebeugen (vorderes Bein) kommen? Dann eignen sich Kniebeugen mit dem hinteren Fuß auf der Sitzfläche für Sie. Diese Übung kräftigt Ihre Oberschenkel. Achten Sie darauf, dass Ihr vorderes Knie dabei nicht nach Innen knickt. Tipp: Je breiter Ihr Stand ist, desto einfacher ist es, das Gleichgewicht zu halten.

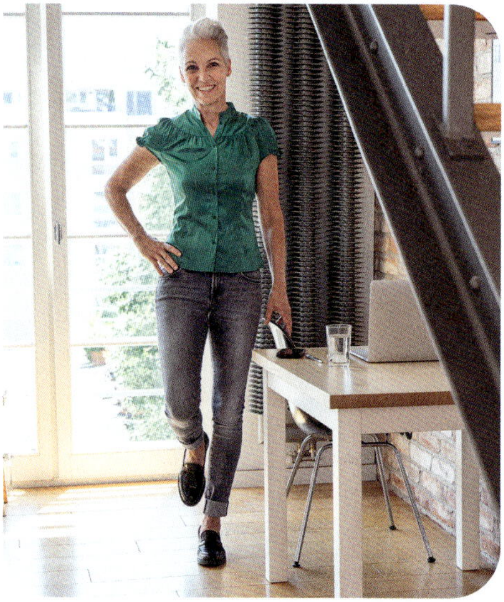

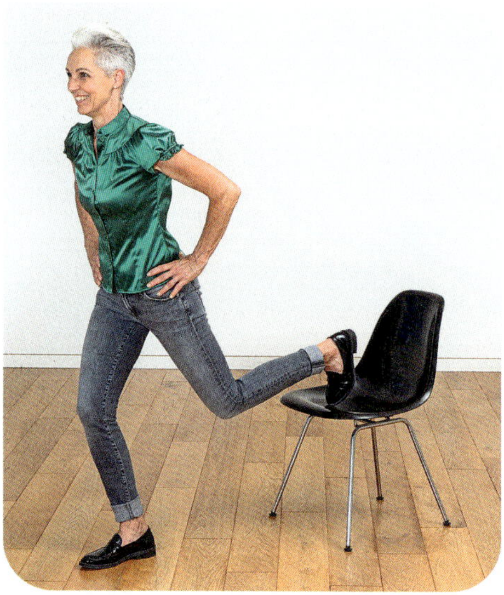

Krämpfe vermeiden Viele bekommen bei der Brücke Krämpfe in den hinteren Oberschenkeln. Um das zu vermeiden und trotzdem den Rücken und die hinteren Oberschenkel kräftigen zu können, eignet sich ein Stuhl. Legen Sie sich auf den Rücken. Legen Sie Ihre Füße und Unterschenkel auf den Stuhl und heben Sie Ihr Becken so lange wie möglich an. Die Übung wird schwerer, wenn lediglich Ihre Fersen auf dem Stuhl sind. Die Übung wird einfacher, wenn Ihre gesamten Waden auf dem Stuhl liegen.

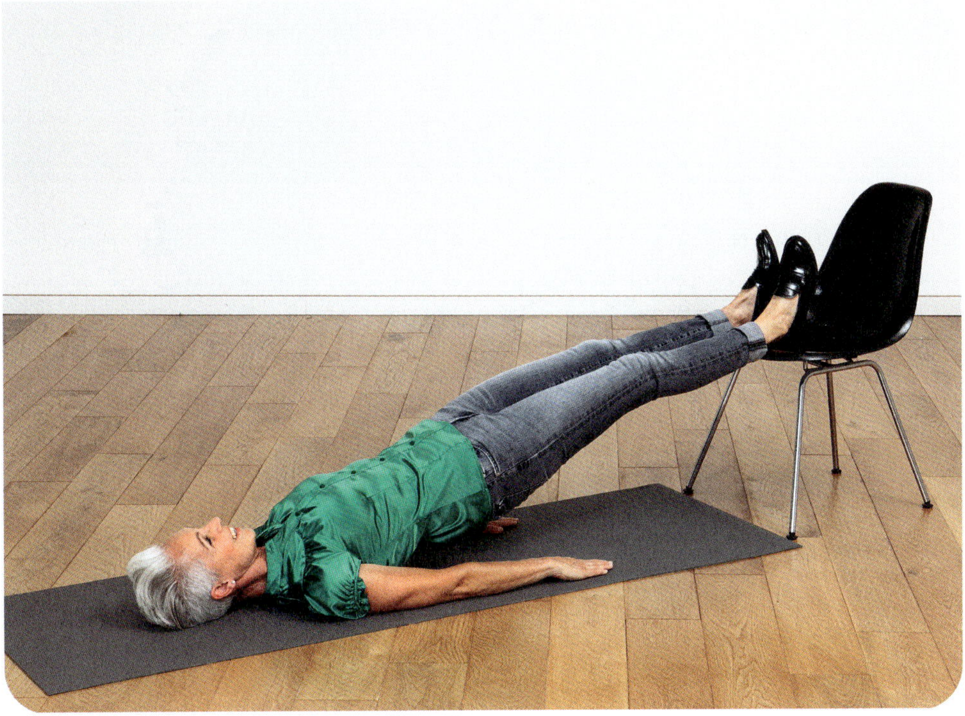

Die Übungsprogramme

Die Übungsprogramme werden in den Bereichen Beweglichkeit, Gleichgewicht, Kraft und Alltagstätigkeiten in drei verschiedene Schwierigkeitsstufen eingeteilt.

Bei den Tests haben Sie die für sich geeigneten Übungsprogramme identifiziert. Lesen Sie im Folgenden nach, wie die einzelnen Übungen konkret durchgeführt werden. Die Griffleiste kennzeichnet, um welches Übungsprogramm es sich handelt.

Aufbau der Programme

Die Übungen werden vom Beginner bis Profi schwerer und komplexer. Damit steigert sich auch die Belastung auf die Strukturen. Häufig sind Betroffene in allen Bereichen auf einem ähnlichen Niveau.

Wer im unbefriedigenden Bereich ist, ist von der Belastbarkeit noch reduziert. Berücksichtigen Sie hier die Schmerzampel. Für Ihre Hüfte ist es jetzt einerseits wichtig, dass sie möglichst beweglich bleibt, andererseits sollen die Übungen auch nicht dazu führen, dass ihre Probleme wieder stärker auftreten. Hohe Gewichte wären hier absolut fehl am Platz, denn diese bergen die Gefahr, dass Sie sich zu stark belasten.

Trotzdem sollten Sie nicht verunsichert sein, wenn es mal den ein oder anderen Tag gibt, an dem Sie keine Verbesserung oder sogar eine Verschlechterung erfahren. Das ist völlig normal. Die Heilung ist kein linearer Prozess. Es gibt hier immer kleine Auf- und Abwärtsbewegungen. Die positive Tendenz sollte aber erkennbar sein. Werden Ihre Probleme plötzlich massiv schlechter oder verbessern sich über mehrere Wochen überhaupt nicht, sollten Sie einen Arzt oder Therapeuten kontaktieren und um Rat fragen.

Menschen im moderaten Bereich halten hingegen schon etwas mehr Belastung aus. Trauen Sie sich etwas zu. Für eine optimale Heilung braucht Ihre Hüfte jetzt unbedingt Bewegung und Belastung.

Wer im schweren Bereich ist, hat eine strapazierbare Hüfte. Für die hohen Intensitäten im Sport oder Beruf reicht es aber evtl. noch nicht aus. Jetzt sind intensive Reize notwendig, um noch was zu verbessern: Für echte Veränderungen im Gewebe müssen Sie beim Dehnen die Position einige Minuten halten – je länger, desto besser. Im Alltag führen wir eine Bewegung nur selten zwanzig oder dreißigmal nacheinander durch. Viel häufiger müssen wir uns abfangen, große Stufen steigen, abspringen oder schwere Gewichte tragen. Haben Sie deshalb auch keine Angst vor hohen Gewichten und Bewegungen bis ans Bewegungsende. Nur diese können Sie auf höhere Belastungen vorbereiten.

Tipp

Kostenloser Hüftpräventionskurs: Am Ende des Buchs (Seite 159) finden Sie einen QR-Code, der Sie zu einem kostenlosen Hüftpräventionskurs führt. Hier werden einige der nachfolgenden Übungen als Video gezeigt. Der Kurs beinhaltet sowohl Beweglichkeits- als auch Koordinations- und Kräftigungsübungen. Die Schwierigkeit der Übungen steigert sich Woche für Woche.

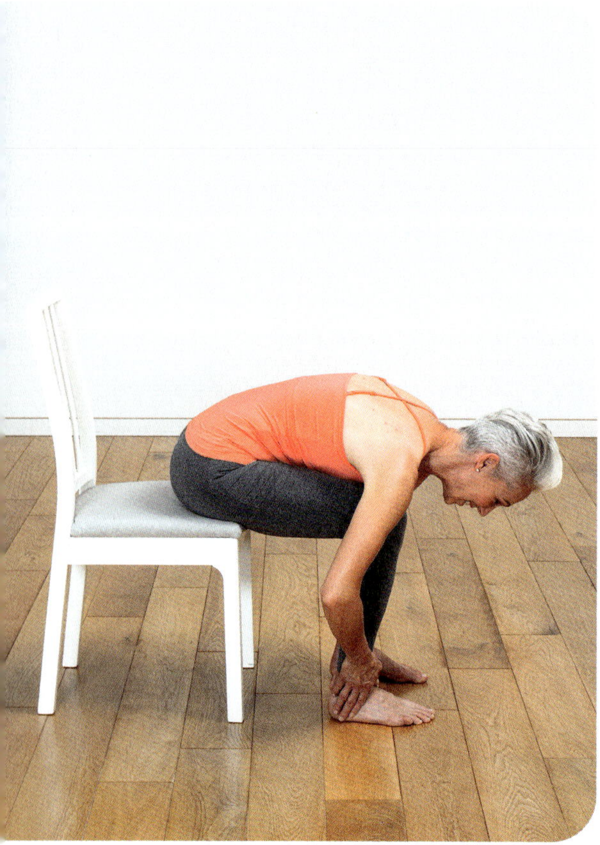

Bücken im Sitzen

Das wird benötigt: Stuhl

Ausführung: Setzen Sie sich auf den Stuhl. Beugen Sie Ihren Oberkörper so weit wie möglich nach vorne. Ziel ist, dass Ihr Bauch auf den Oberschenkeln liegt. Ihre Füße zeigen nach vorne und Ihre Oberschenkel kippen nicht zur Seite. Gehen Sie bis kurz vor den Dehnschmerz.

Haltezeit: 3-mal eine Minute halten

Wirkung: Es zieht im Gesäß und Sie spüren es in der Leiste.

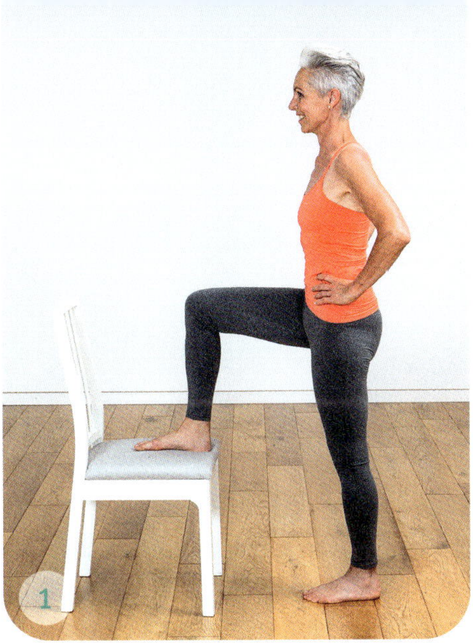

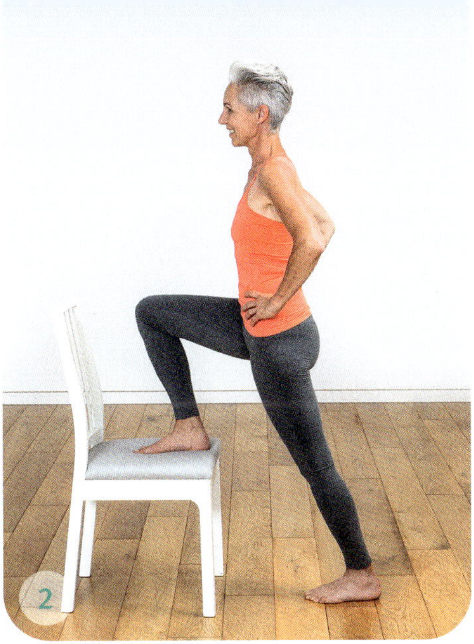

Hüftstreckung

Das wird benötigt: Hocker, Stuhl oder niedriger Schrank

Ausgangsposition: Stellen Sie Ihr gesundes Bein hoch. Die Zehenspitzen zeigen nach vorne. ❶

Ausführung: Schieben Sie Ihr Becken nach vorne, sodass sich Ihre hintere Hüfte streckt und das vordere Knie beugt. Gehen Sie bis kurz vor den Dehnschmerz. ❷

Haltezeit: 3-mal eine Minute halten

Wirkung: Es zieht in der Leiste.

Hinweis: Spannen Sie Ihren Bauch etwas an, um nicht ins Hohlkreuz zu fallen.

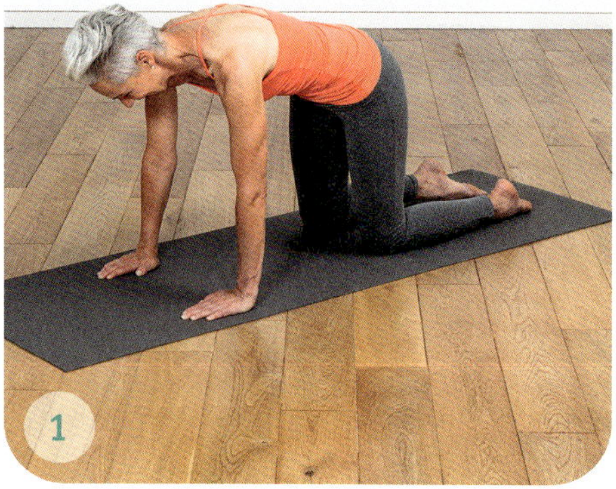

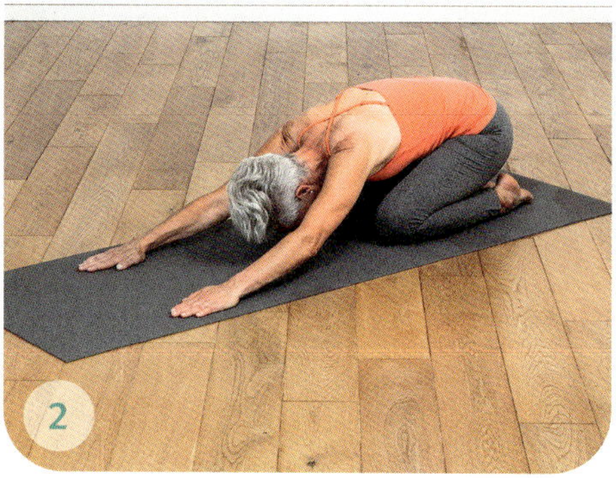

Päckchen

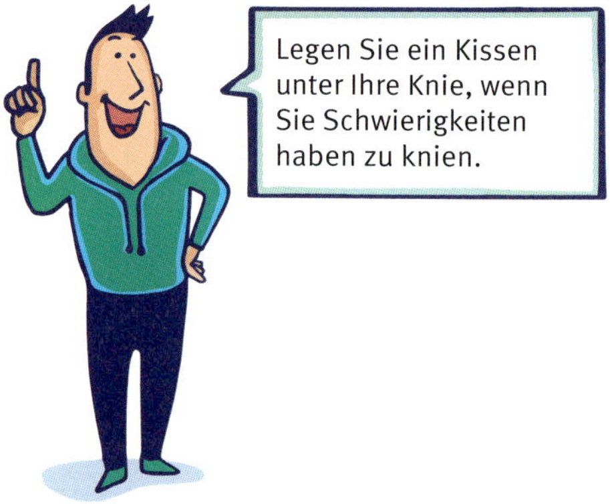

Das wird benötigt: feste Unterlage wie Matte, Decke oder Handtuch

Ausgangsposition: Begeben Sie sich in den Vierfüßlerstand. ❶

Ausführung: Schieben Sie mit Ihren Armen Ihr Becken so weit wie möglich nach hinten. Ziel ist, dass Ihr Gesäß auf Ihren Füßen liegt. Federn Sie zunächst und halten Sie dann die Endposition. Gehen Sie dabei bis zum Dehnschmerz. ❷

Haltezeit: 3-mal eine Minute halten

Wirkung: Es zieht im Gesäß und im Rücken und Sie spüren es evtl. in der Leiste.

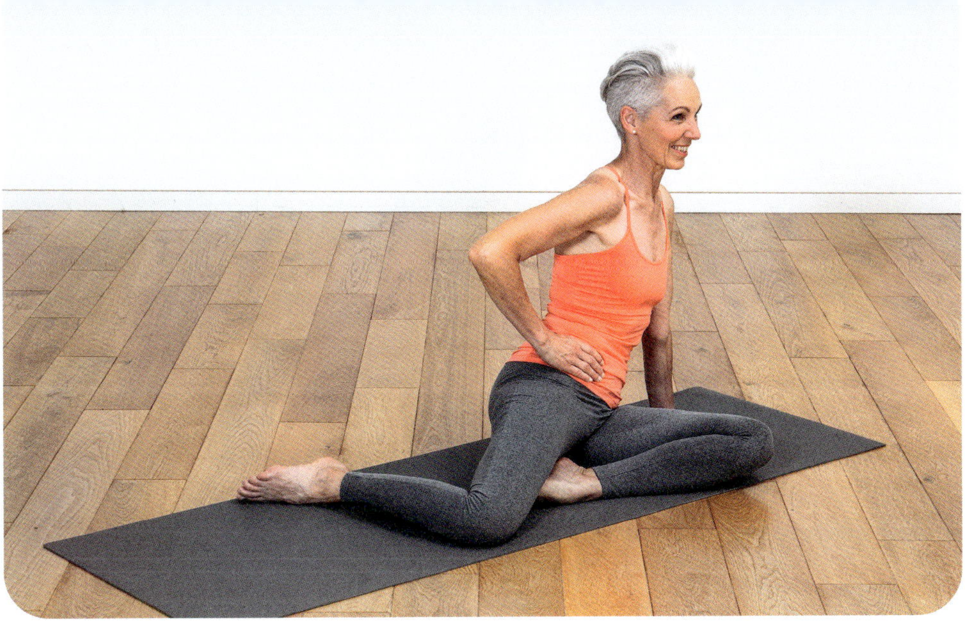

Seitsitz

Das wird benötigt: feste Unterlage wie Matte, Decke oder Handtuch

Ausgangsposition: Begeben Sie sich in den Seitsitz: Ihr gesundes Bein ist vor Ihnen angewinkelt, das Knie ist gebeugt. Der Fuß liegt am Oberschenkel des betroffenen Beines. Ihr betroffenes Bein ist in der Hüfte gestreckt. Der Fuß liegt hinter Ihnen. Sitzen Sie möglichst aufrecht.

Ausführung: Versuchen Sie die Hüfte vom betroffenen Bein noch weiter zu strecken, indem Sie das Becken auf dieser Seite nach vorne bewegen.

Haltezeit: 3-mal eine Minute halten

Wirkung: Es zieht in der Leiste.

Hinweis: Den Oberkörper nicht nach vorne lehnen.

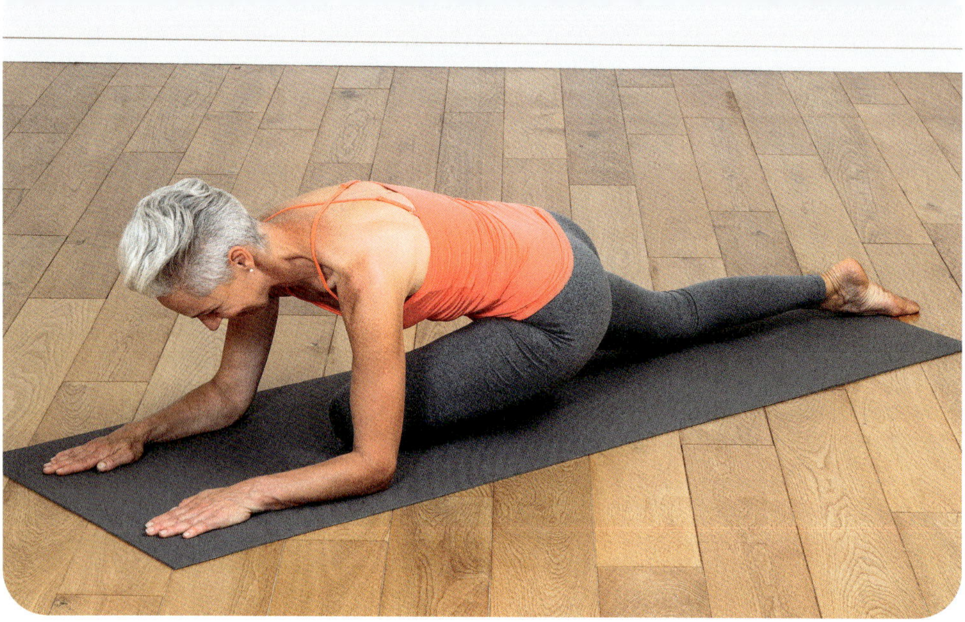

Schraube

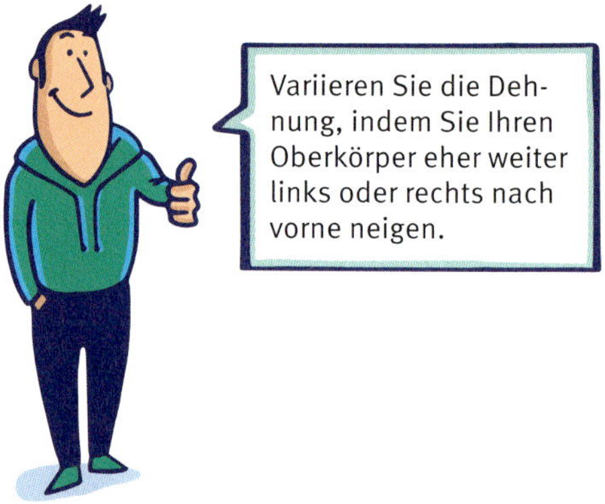

Das wird benötigt: feste Unterlage wie Matte, Decke oder Handtuch

Ausgangsposition: Legen Sie Ihr gesundes Bein hinter sich und Ihr betroffenes vor sich ab. Ihr vorderes Bein ist nach außen gedreht, sodass Ihr Unterschenkel annähernd parallel zur oberen Mattenkante liegt.

Ausführung: Halten Sie Ihr Gesäß unten und lehnen Sie Ihren Oberkörper so weit wie möglich über Ihr betroffenes Bein. Gehen Sie dabei in den Dehnschmerz und halten Sie die Position.

Haltezeit: 3-mal eine Minute halten

Wirkung: Es zieht im Gesäß und Sie spüren es eventuell in der Leiste.

Halbkniestand

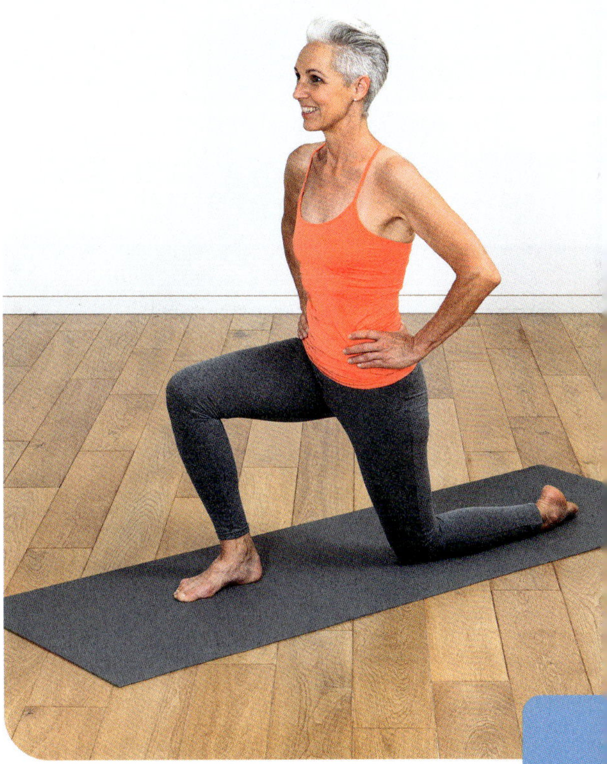

Das wird benötigt: feste Unterlage wie Matte, Decke oder Handtuch

Ausgangsposition: Gehen Sie in Schrittstellung, vorne steht das gesunde Bein und hinten das betroffene. Knien Sie mit dem hinteren Knie auf den Boden. Ihr hinterer Unterschenkel zeigt eher nach außen. Ihr Oberkörper ist gerade. Tipp: Legen Sie ein Kissen unter Ihr hinteres Knie, wenn Sie Knieschmerzen haben.

Ausführung: Schieben Sie Ihr Becken nach vorne. Spannen Sie Ihre Bauchmuskulatur leicht an, um nicht ins Hohlkreuz zu fallen. Schieben Sie Ihr Becken dann noch etwas zur gesunden Seite. Gehen Sie dabei in den Dehnschmerz und halten Sie die Position.

Haltezeit: 3-mal eine Minute halten

Wirkung: Es zieht in der Leiste und auf der Oberschenkelinnenseite.

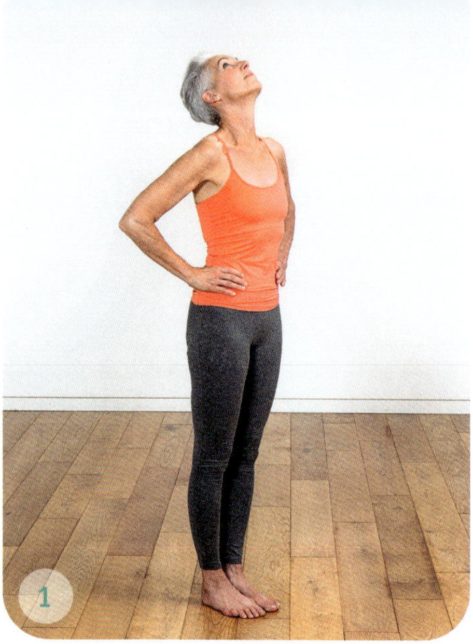

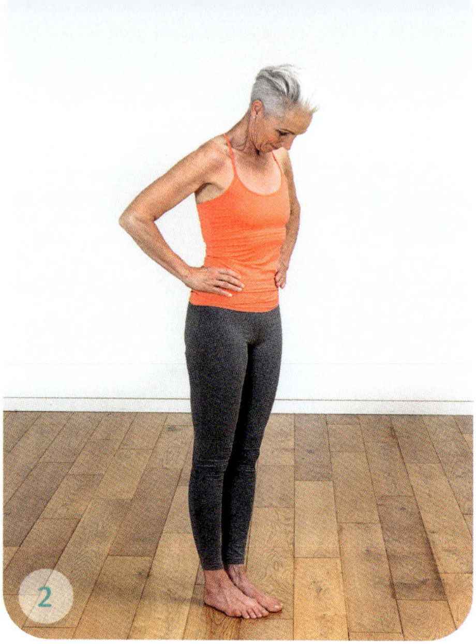

Ja-Sager

Das wird benötigt: kein Material

Ausgangsposition: Stehen Sie aufrecht mit geschlossenen Füßen und den Händen an den Beckenkämmen.

Ausführung: Blicken Sie im Wechsel zur Decke ❶ und zum Boden ❷.

Zeit: bis es Ihnen schwerfällt oder Sie die Übung ohne große Mühe durchführen können

Wirkung: Es ist schwierig, stehen zu bleiben.

Varianten:

Erhöhen Sie das Tempo, um die Übung zu erschweren.

Steigern Sie sich, indem Sie einen Fuß direkt vor den anderen setzen, als würden Sie über ein Seil balancieren.

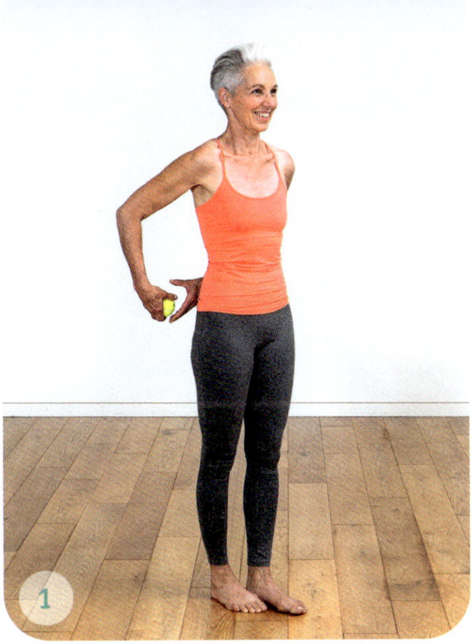

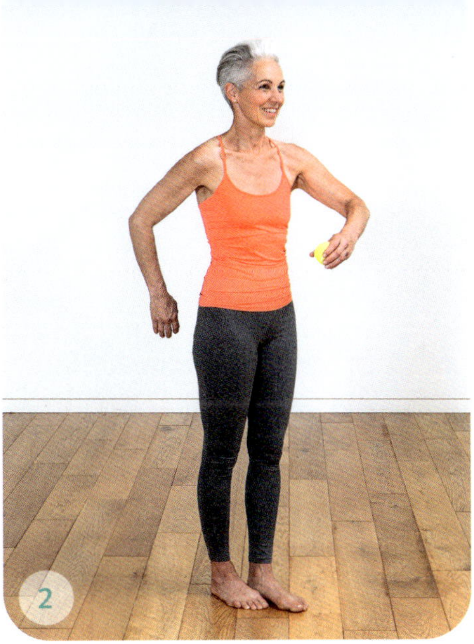

Um sich kreisen

Das wird benötigt: Gegenstand, der gut für Sie zu greifen ist, zum Beispiel ein Tennisball

Ausgangsposition: Stellen Sie sich mit versetzten Füßen aufrecht hin. Die Fußinnenränder berühren sich. Je weiter versetzt die Füße stehen, desto schwieriger wird es.

Ausführung: Geben Sie zum Beispiel einen Tennisball im Kreis um Ihren Körper. ❶❷ Wechseln Sie anschließend die Seite.

Zeit: Bis es Ihnen schwerfällt oder Sie die Übung ohne große Mühe durchführen können.

Wirkung: Es ist schwierig, stehen zu bleiben.

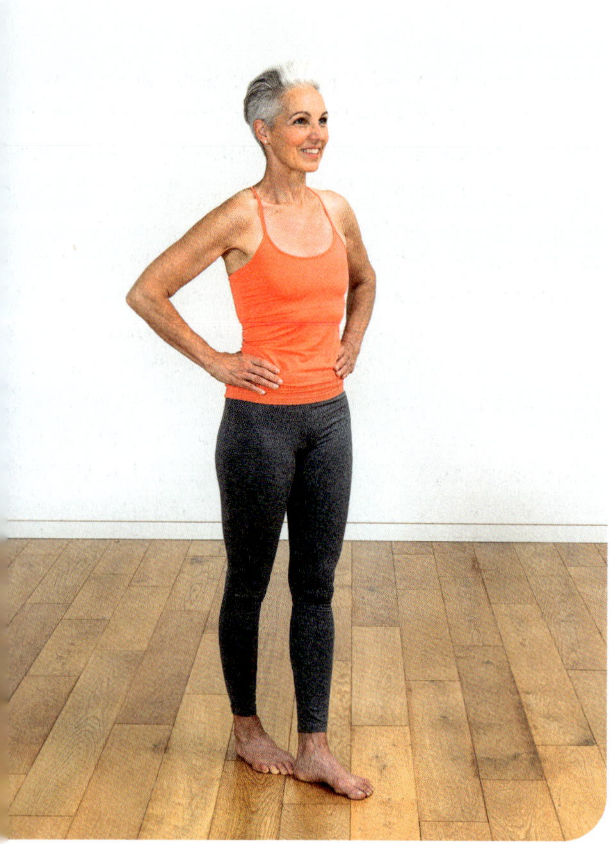

Rückwärts zählen

Das wird benötigt: eventuell Tennisball, Wand (für die Variante)

Ausgangsposition: Stellen Sie einen Fuß vor den anderen. Die Zehenspitzen des hinteren Fußes berühren die Ferse des vorderen Fußes. Legen Sie Ihre Hände auf die Beckenkämme.

Ausführung: Bleiben Sie stehen. Zählen Sie in Dreierschritten rückwärts von 100 bis 1. Wechseln Sie anschließend die Seite.

Zeit: bis es Ihnen schwerfällt oder Sie die Übung ohne große Mühe durchführen können

Wirkung: Es ist schwierig, stehen zu bleiben und flüssig zu sprechen.

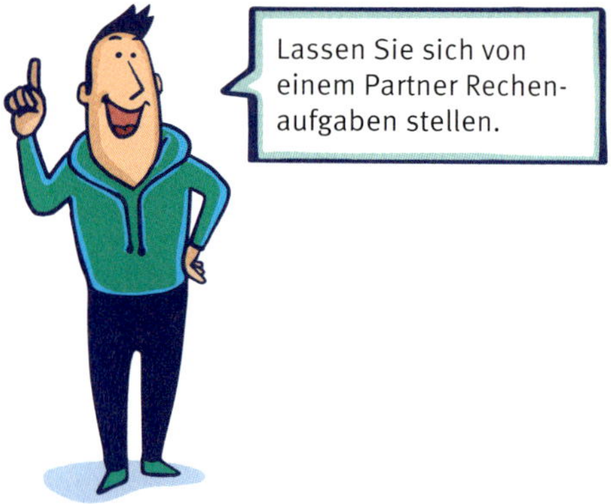

Variante

Werfen Sie zusätzlich einen Tennisball gegen die Wand und fangen Sie ihn wieder.

Kreuzschritte

Das wird benötigt: Tennisball

Ausführung: Überkreuzen Sie beim Seitwärtsgehen immer die Füße. Werfen und fangen Sie gleichzeitig einen Tennisball. Wechseln Sie anschließend die Seite.

Zeit: bis es Ihnen schwerfällt oder Sie die Übung ohne große Mühe durchführen können

Wirkung: Es ist schwierig, stehen zu bleiben.

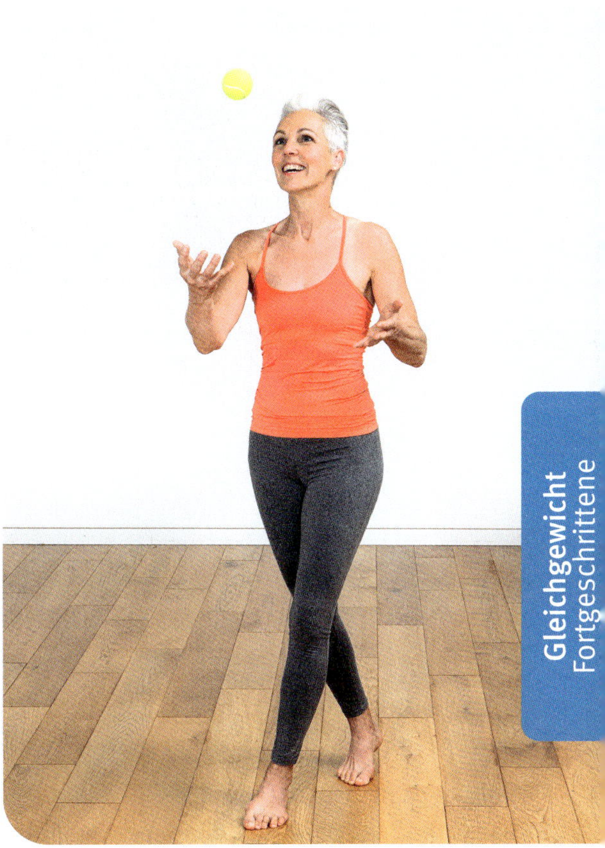

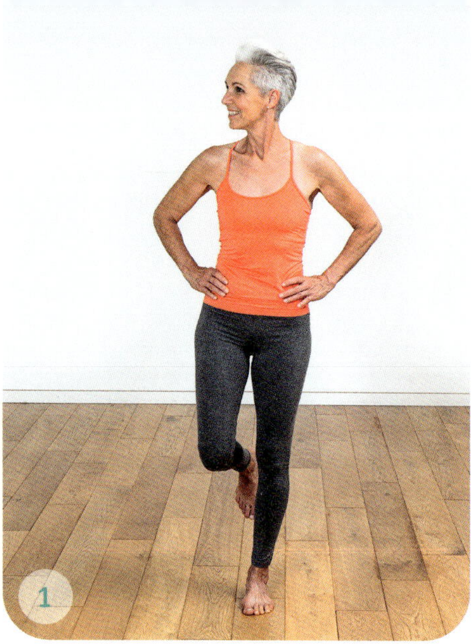

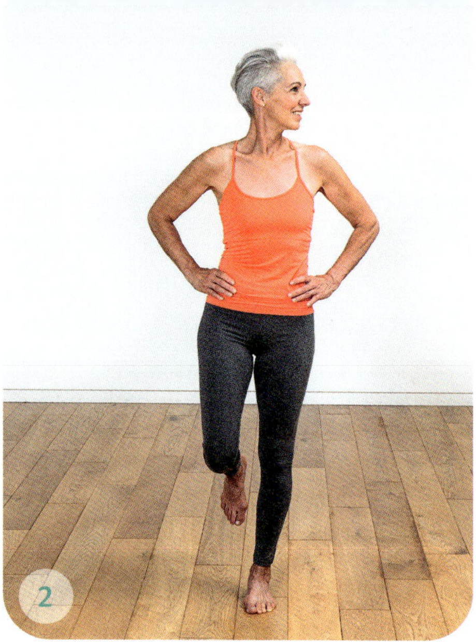

Nein-Sager

Das wird benötigt: kein Material

Ausgangsposition: Stellen Sie sich auf ein Bein. Das Knie ist leicht gebeugt und das freie Bein berührt Ihr Standbein nicht.

Ausführung: Blicken Sie im Wechsel nach rechts ❶ und links ❷. Wechseln Sie anschließend das Standbein.

Zeit: bis es Ihnen schwerfällt oder Sie die Übung ohne große Mühe durchführen können

Wirkung: Es ist schwierig, stehen zu bleiben.

Augen zu

Das wird benötigt: Handtuch

Ausgangsposition: Rollen Sie ein Handtuch als Rolle zusammen und stehen Sie auf einem Bein darauf. Beugen Sie Ihr Knie.

Ausführung: Schließen Sie die Augen und bleiben Sie stehen. Wechseln Sie anschließend die Seite.

Zeit: bis es Ihnen schwerfällt oder Sie die Übung ohne große Mühe durchführen können

Wirkung: Es ist schwierig, stehen zu bleiben.

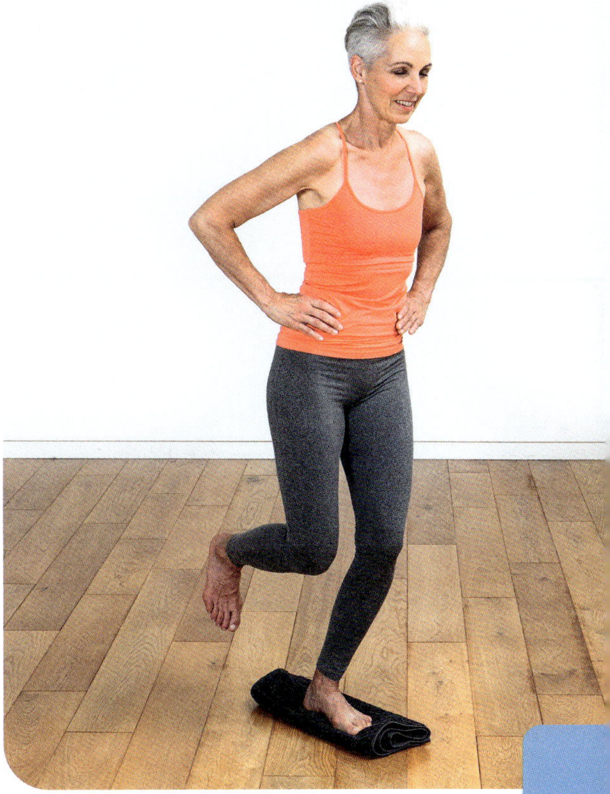

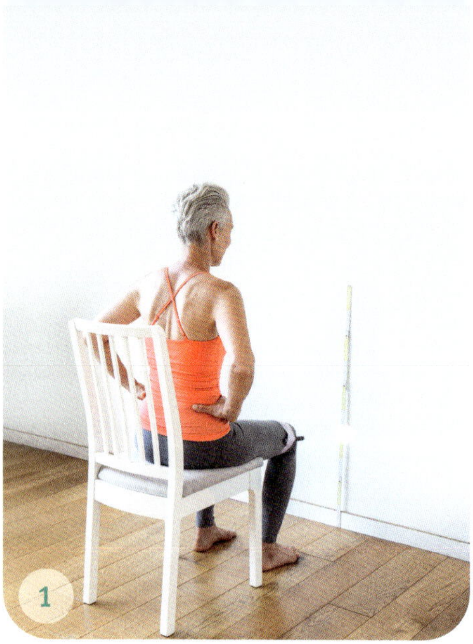

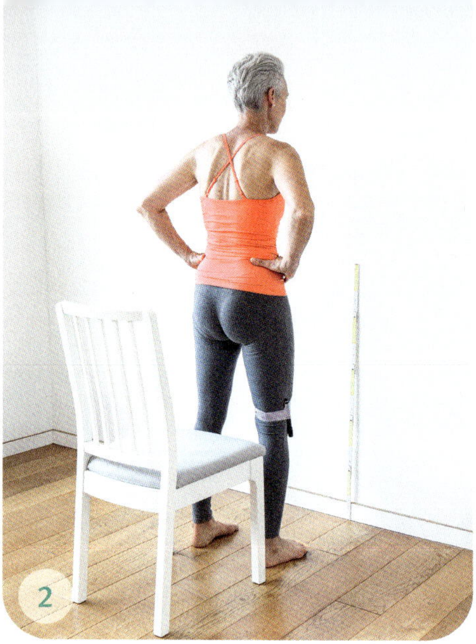

Volltreffer!

Das wird benötigt: Hocker oder Stuhl, Taschenlampe oder Laserpointer, Meterstab

Ausgangsposition: Binden Sie eine Taschenlampe an Ihr Knie. Setzen Sie sich mit parallelen Füßen auf einen Stuhl vor einem Meterstab. Der Lichtstrahl trifft jetzt direkt auf den Meterstab. ❶

Ausführung: Stehen Sie auf und setzen Sie sich wieder hin. Im Idealfall bewegt sich der Lichtstrahl nicht zur Seite, sondern lediglich nach oben und unten. ❷

Häufigkeit: Führen Sie die Übung dreimal so oft wie möglich durch.

Wirkung: Es ist schwierig, mit dem Lichtstrahl nicht auszuweichen. Die vorderen Oberschenkel brennen.

Hinweis: Stellen Sie das betroffene Bein weiter nach vorne als das gesunde, wenn Sie Ihr Bein zu schlecht belasten können. Es ist einfacher, wenn Sie näher an der Wand sitzen.

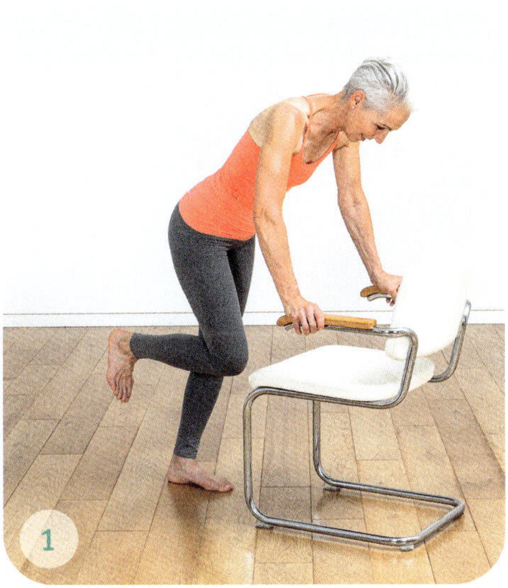

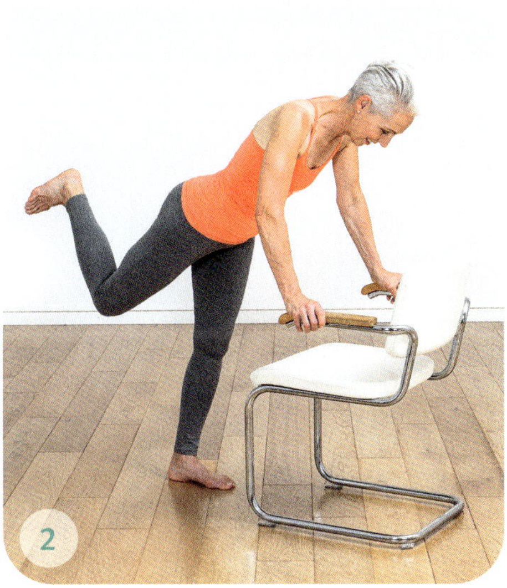

Hüftstrecker

Das wird benötigt: Stuhl mit Armlehnen, Tisch oder Arbeitsplatte in der Küche

Ausgangsposition: Stellen Sie sich auf ein Bein. Lehnen Sie sich mit dem Oberkörper nach vorne und stützen Sie sich an Armlehnen, Tisch oder Arbeitsplatte ab. ❶

Ausführung: Strecken Sie die Hüfte von dem freien Bein, indem Sie das Bein so weit wie möglich nach hinten oben anheben. ❷

Häufigkeit: Führen Sie die Übung dreimal so oft wie möglich durch. Wechseln Sie anschließend die Seite – bei dieser Übung trainieren beide Beine!

Wirkung: Es wird schwierig, die Hüfte ganz zu strecken und es wird im Gesäß anstrengend.

Hinweis: Spannen Sie Ihren Bauch leicht an, sodass Sie beim Strecken der Hüfte nicht ins Hohlkreuz fallen.

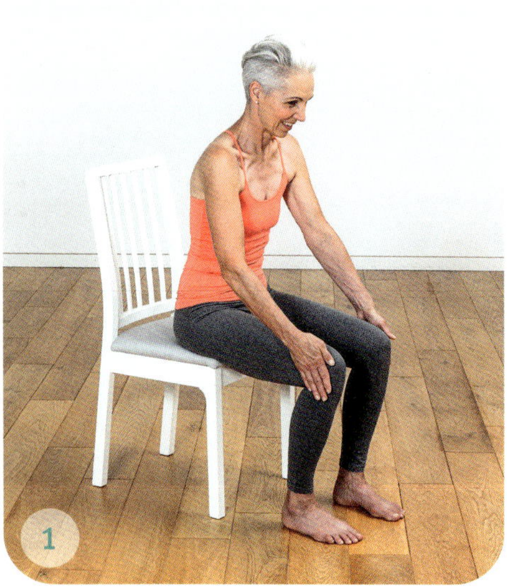

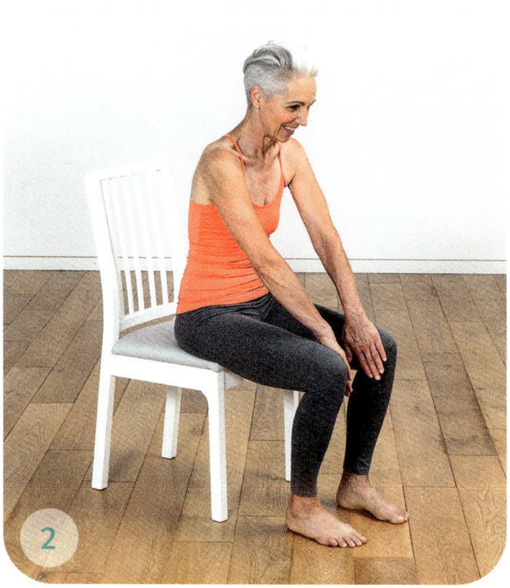

Außen- und Innenseite

Das wird benötigt: Stuhl oder Hocker

Ausgangsposition: Setzen Sie sich aufrecht auf einen Stuhl oder Hocker. Die Füße stehen parallel und fest auf dem Boden.

Ausführung: Abduktoren (Hüftabspreizer): Legen Sie Ihre Hände an die Außenseite Ihrer Oberschenkel. Versuchen Sie Ihre Hände mit den Oberschenkeln nach außen wegzudrücken und halten Sie mit den Händen dagegen. ❶

Adduktoren (Heranführer): Pressen Sie Ihre Oberschenkelinnenseiten zusammen. ❷

Häufigkeit: 3-mal, so oft wie möglich

Wirkung: Es wird schwierig, gegen die Kraft der Hände die Oberschenkel zusammenzudrücken.

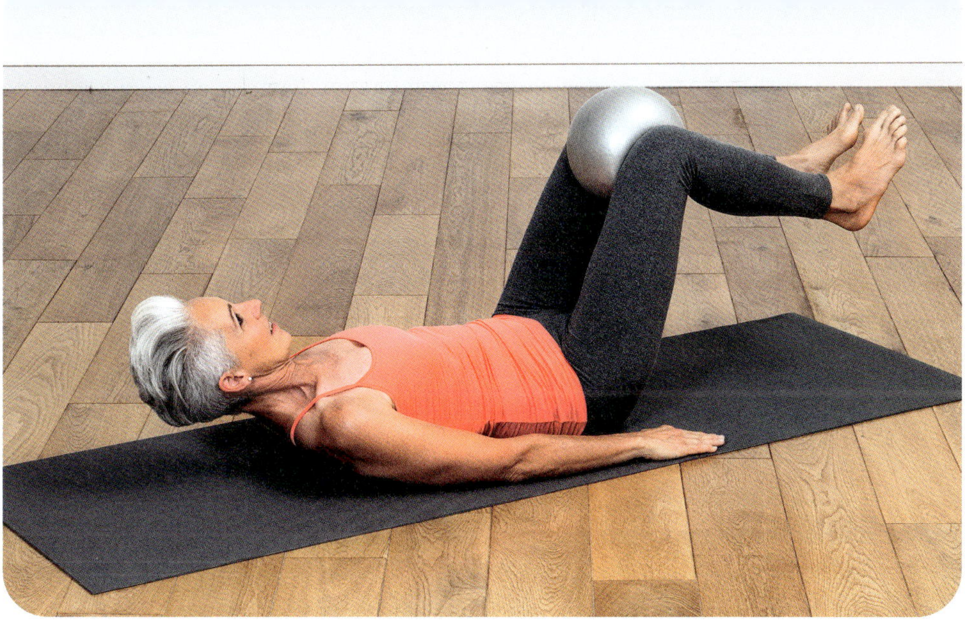

Gestrandeter Käfer

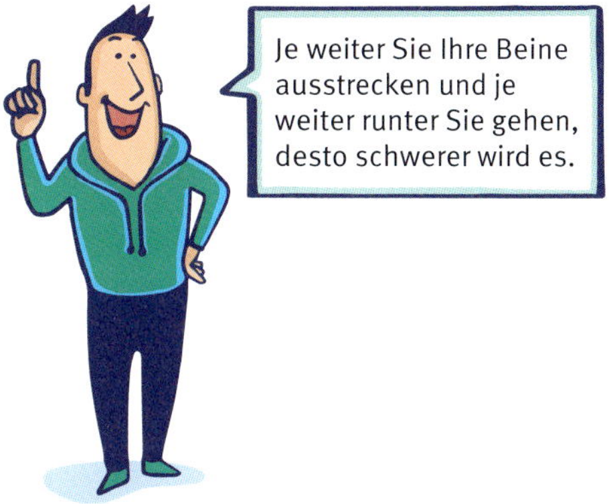

Das wird benötigt: feste Unterlage wie Matte, Decke oder Handtuch, Ball oder Luftballon

Ausgangsposition: Legen Sie sich auf den Rücken. Winkeln Sie Ihre Beine an. Klemmen Sie den Ball oder Luftballon zwischen Ihren Oberschenkeln ein.

Ausführung: Bewegen Sie beide Beine langsam nach vorne und hinten. Behalten Sie dabei den Druck auf den Ball oder Luftballon bei.

Häufigkeit: 3-mal, so oft wie möglich

Wirkung: Es wird schwierig, den Ball zu halten und die Beine wieder anzuziehen. Sie spüren es im Bauch und den Oberschenkelinnenseiten.

Erweiterte Muschel

Das wird benötigt: feste Unterlage wie Matte, Decke oder Handtuch

Ausgangsposition: Legen Sie sich auf Ihre gesunde Seite. Legen Sie beide Beine aufeinander. Winkeln Sie die Hüfte ca. 45° und die Knie ca. 90° an. ❶

Ausführung: Führen Sie folgende zwei Bewegungen immer im Wechsel aus:

- Drehen Sie Ihr oberes Knie nach hinten und oben. Ihre Fersen berühren sich weiterhin. ❷ Kehren Sie wieder zurück.
- Heben Sie Ihren oberen Fuß ab. Ihre Knie bleiben zusammen. ❸

Achten Sie darauf, dass sich Ihr Becken nicht nach vorne und hinten mitbewegt.

Häufigkeit: 3-mal, so oft wie möglich

Wirkung: Es wird schwierig, mit dem Becken nicht mitzudrehen.

Varianten

Führen Sie dieselbe Übung auch mit mehr Hüftstreckung und -beugung durch, um Variation zu schaffen.
Steigern Sie die Übung, indem das obere Bein stets in der Luft gehalten wird. Zuerst schweben sozusagen die Fersen übereinander und anschließend die Knie.

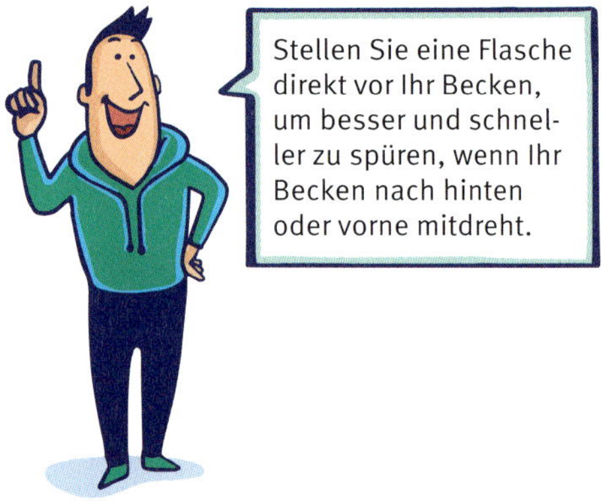

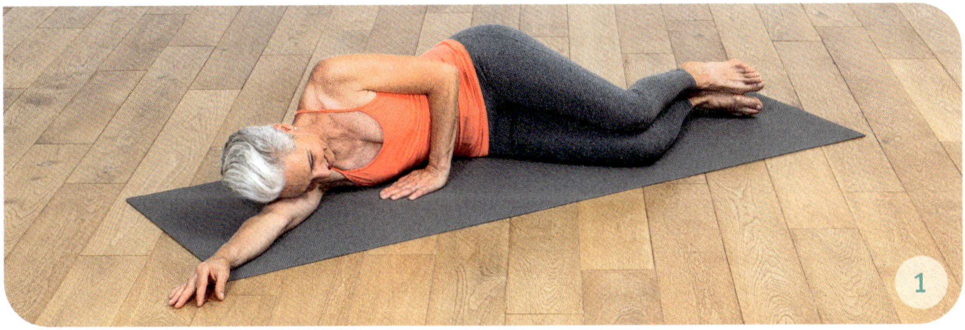
1

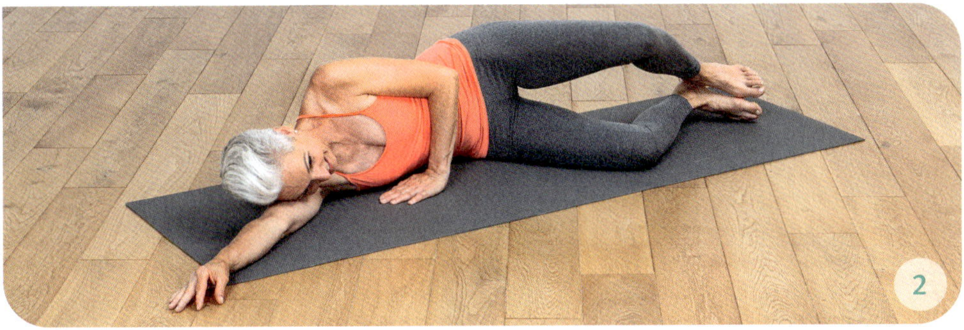
2

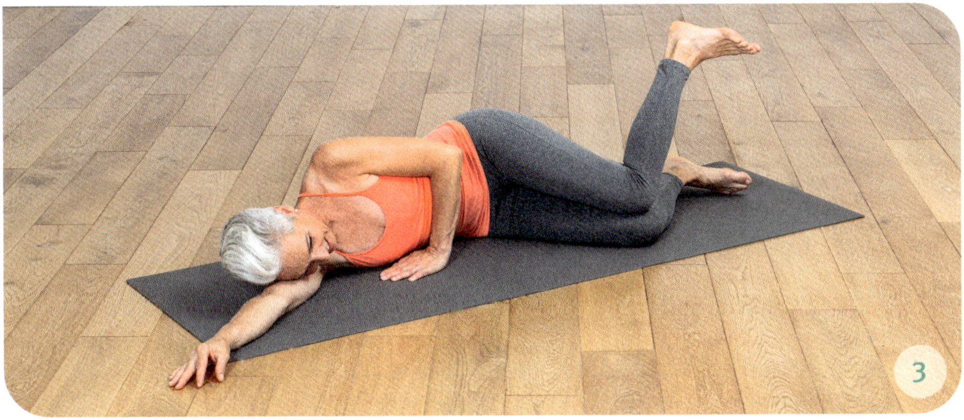
3

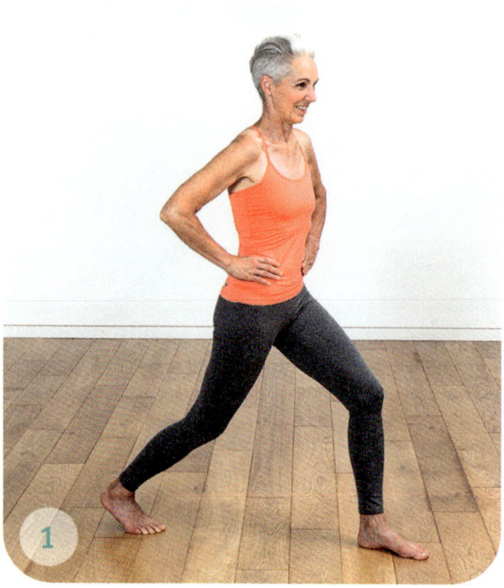

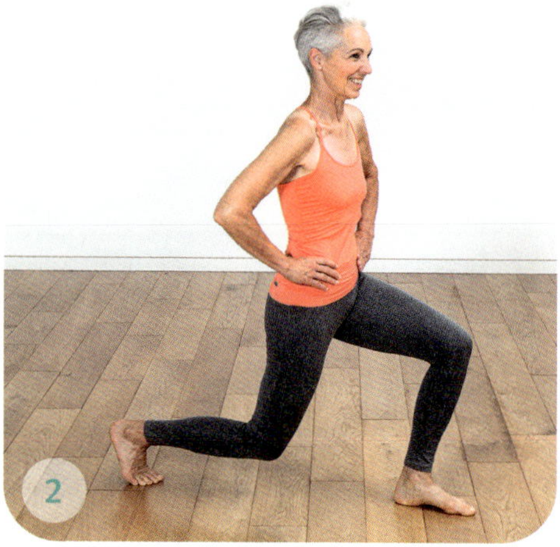

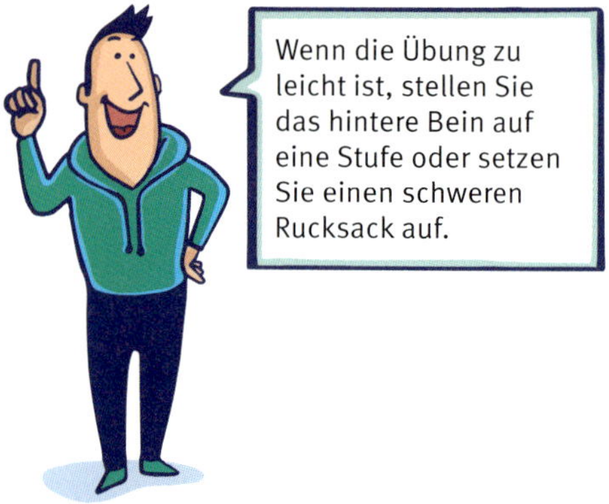

Tiefe Ausfallschritte

Das wird benötigt: Spiegel

Ausgangsposition: Stellen Sie sich in einer großen Schrittstellung vor den Spiegel. Ihre Hände liegen am Becken. Ihr Oberkörper ist aufrecht. Es ist einfacher, das Gleichgewicht zu halten, wenn Ihre Spur breiter ist. ❶

Ausführung: Gehen Sie in die Knie. Das hintere Knie soll dabei fast bis zum Boden nach unten gehen. Achten Sie im Spiegel darauf, dass Ihr vorderes Knie gerade bleibt. ❷

Häufigkeit: 3-mal 12 Wiederholungen

Wirkung: Es wird schwieriger, wieder in den Stand zu kommen und brennt am vorderen Oberschenkel.

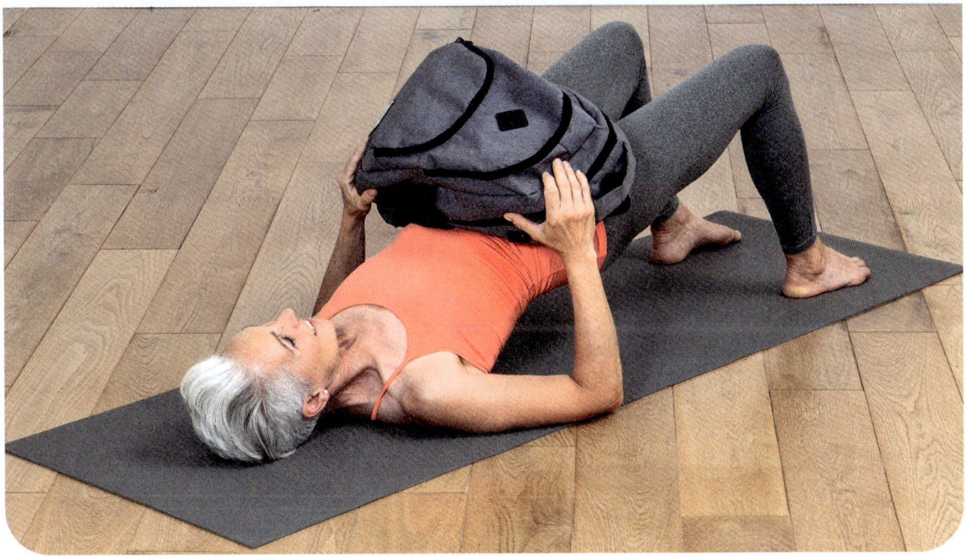

Brücke

Das wird benötigt: feste Unterlage wie Matte, Decke oder Handtuch, eventuell einen Rucksack

Ausgangsposition: Legen Sie sich mit angestellten Beinen hin. Legen Sie eventuell einen gefüllten Rucksack auf den Bauch.

Ausführung: Heben und senken Sie Ihr Becken.

Häufigkeit: 3-mal 12 Wiederholungen

Wirkung: Es wird schwierig, mit dem Becken nach oben zu kommen.

Hinweis: Stellen Sie bei Krämpfen die Füße weiter von sich weg.

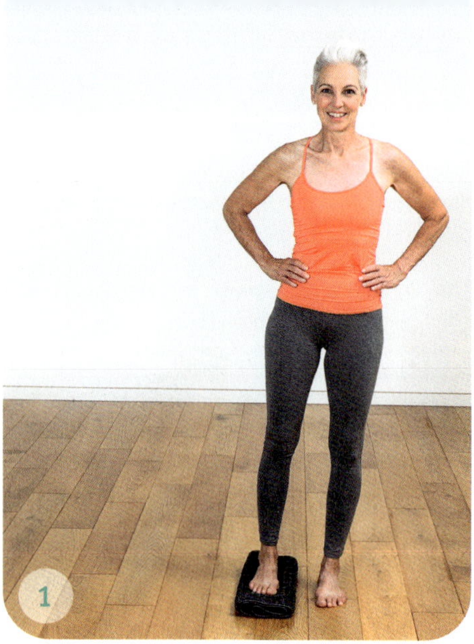

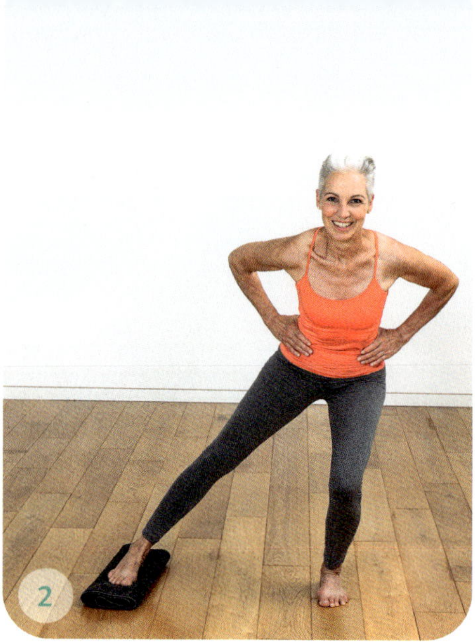

Boden wischen

Das wird benötigt: Spiegel, Handtuch oder Wollsocken

Ausgangsposition: Stellen Sie einen Fuß auf ein Handtuch oder ziehen Sie eine Wollsocke an. ❶

Ausführung: Rutschen Sie mit dem Fuß zur Seite und zurück. Ihr Gewicht bleibt auf dem festen Fuß. Sehen Sie im Spiegel, ob Ihr Knie gerade bleibt. ❷

Häufigkeit: 3-mal 12 Wiederholungen, dann Seite wechseln

Wirkung: Es wird schwierig, wieder zurückzukommen.

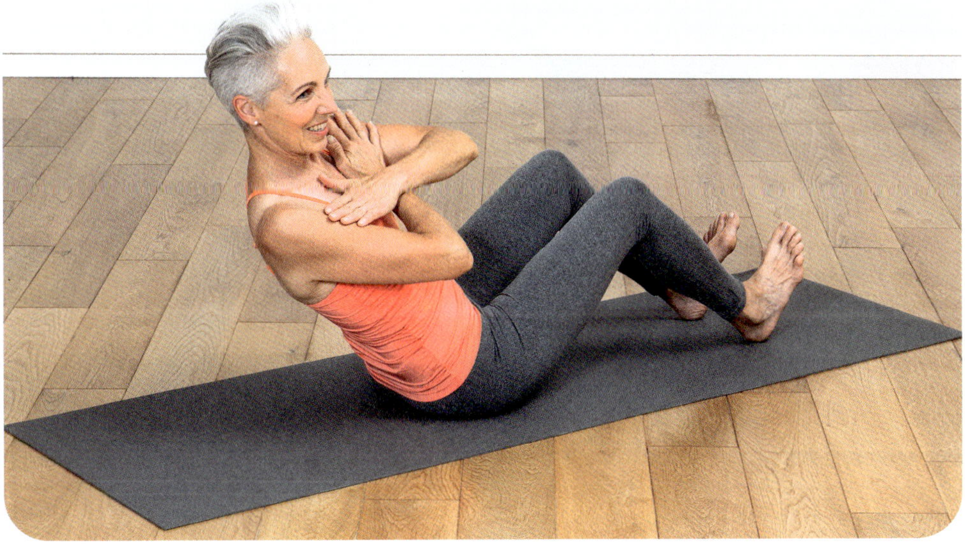

Russische Drehungen

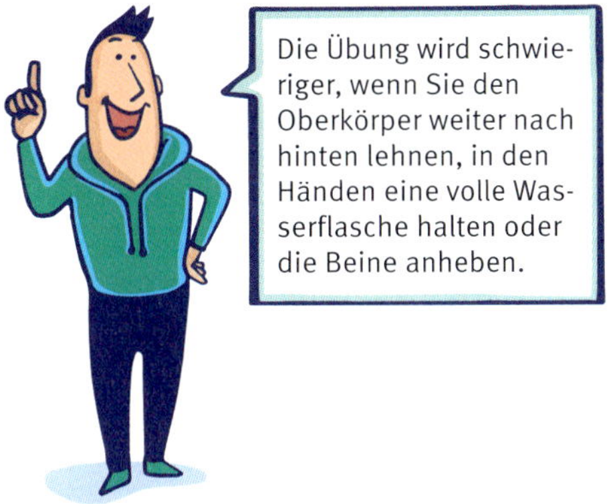

Das wird benötigt: feste Unterlage wie Matte, Decke oder Handtuch

Ausgangsposition: Setzen Sie sich mit angestellten Beinen hin und lehnen Sie Ihren Oberkörper nach hinten. Ihre Wirbelsäule bleibt gerade. Verschränken Sie die Arme vor dem Brustkorb.

Ausführung: Drehen Sie sich im Wechsel mit dem Oberkörper nach rechts und links.

Häufigkeit: Führen Sie dreimal 12 Wiederholungen durch.

Wirkung: Es wird schwierig, mit dem Oberkörper zurückgelehnt zu bleiben.

Seitliches Bein anheben

Das wird benötigt: feste Unterlage wie Matte, Decke oder Handtuch

Häufigkeit: 3-mal 12 Wiederholungen

Hinweis: Lassen Sie die Zehenspitzen nach unten oder oben zeigen, um Variation zu schaffen.

Oberes Bein

Ausgangsposition: Legen Sie sich auf Ihre gesunde Seite. Beugen Sie Ihr unteres Bein an und strecken Sie Ihr oberes Bein aus.

Ausführung: Heben und senken Sie Ihr oberes Bein. ❶

Wirkung: Es wird schwierig, das obere Bein anzuheben und brennt im Gesäß.

Unteres Bein

Ausgangsposition: Legen Sie sich auf Ihre betroffene Seite. Strecken Sie Ihr unteres Bein komplett aus und stellen Sie Ihr oberes Bein gebeugt an. ❷

Ausführung: Heben und senken Sie Ihr unteres Bein Richtung Decke. ❸

Wirkung: Es wird schwierig, das untere Bein anzuheben und brennt im inneren Oberschenkel.

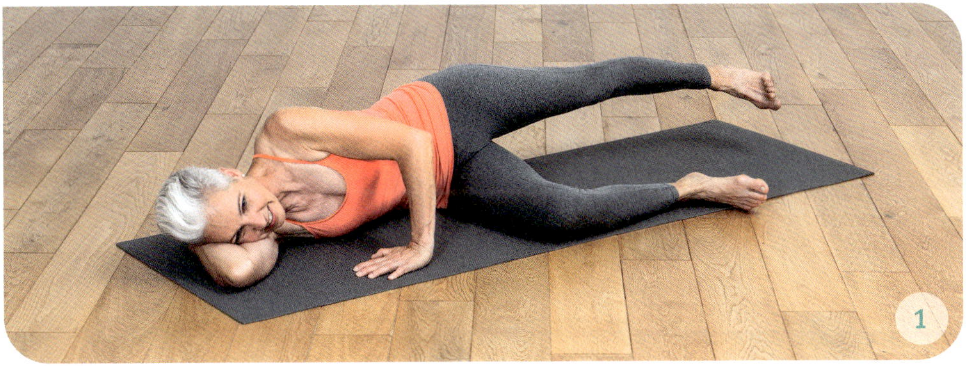
1

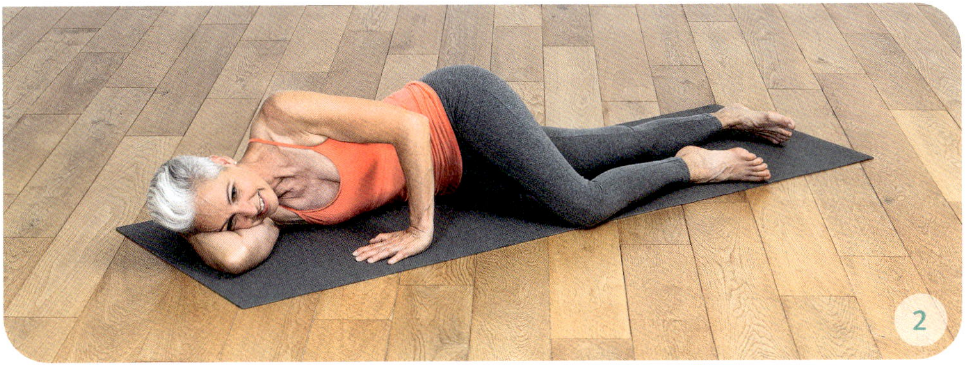
2

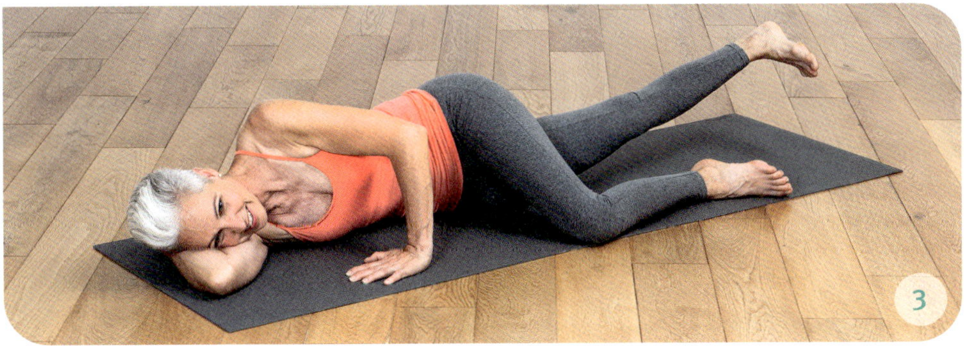
3

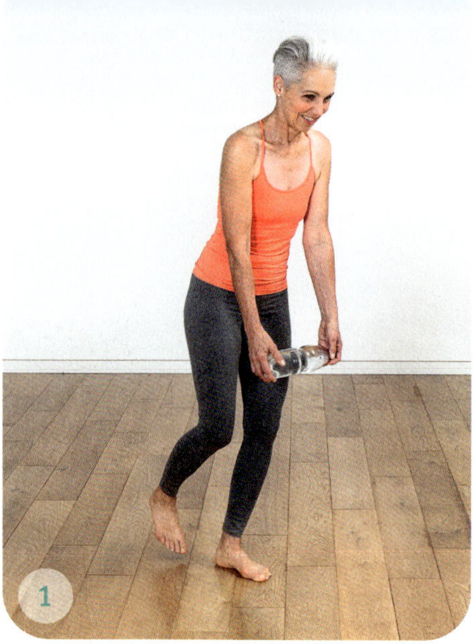
1

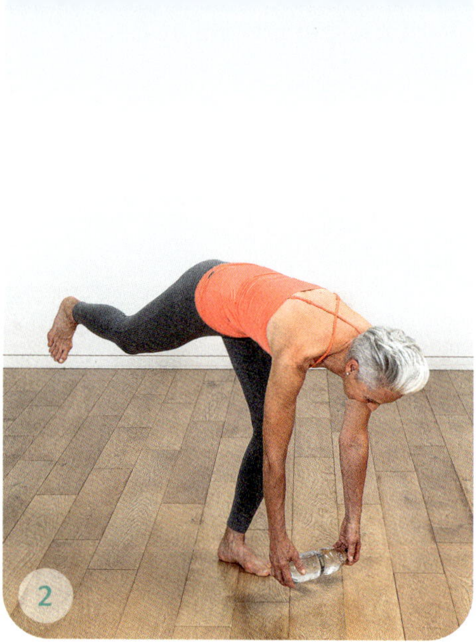
2

Flasche ablegen

Das wird benötigt: Wasserflasche

Ausgangsposition: Stellen Sie sich auf Ihr betroffenes Bein. Nehmen Sie eine volle Wasserflasche in beide Hände. ❶

Ausführung: Legen Sie die Wasserflasche auf den Boden, indem Sie sich mit Ihrem Oberkörper nach vorne beugen. Das Knie vom Standbein bleibt gestreckt, aber nicht überstreckt. Heben Sie gleichzeitig dabei Ihr gesundes Bein so weit wie möglich nach hinten an. ❷

Häufigkeit: 3-mal 8 Wiederholungen

Wirkung: Es wird schwieriger, wieder in den Stand zu kommen und das Gleichgewicht zu halten. Es brennt im Gesäß und am hinteren Oberschenkel.

Varianten

Verändern Sie die Übung, indem Sie die Flasche weiter rechts oder links ablegen. Gehen Sie mehr ins Knie und neigen Sie Ihren Oberkörper weniger nach vorne, um die Flasche aufzuheben.

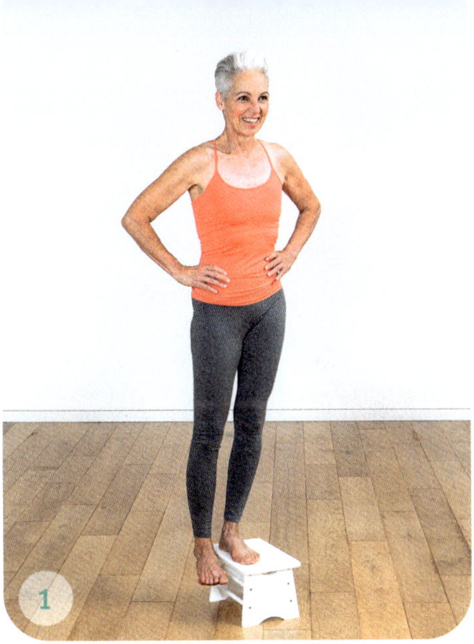

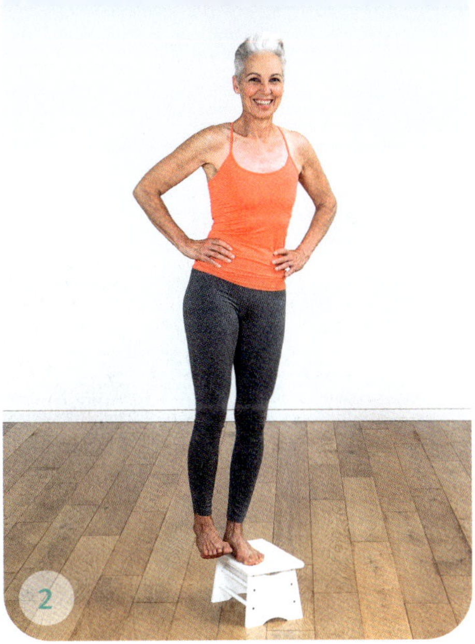

Beckenschaukel

Das wird benötigt: eine Stufe

Ausgangsposition: Stellen Sie sich mit dem betroffenen Bein seitlich auf eine Stufe. Ihr gesundes Bein hängt gestreckt und seitlich in der Luft. ❶

Ausführung: Bewegen Sie den gesunden Fuß nach oben und unten, indem Sie Ihr Becken seitlich nach oben und unten bewegen. Das Knie von dem betroffenen Bein bleibt dabei gestreckt. ❷

Häufigkeit: 3-mal 8 Wiederholungen

Wirkung: Es wird schwierig, das Becken anzuheben und es brennt im Gesäß.

Variante

Halten Sie sich am Geländer, um die Übung zu vereinfachen. Halten Sie auf der Seite des gesunden Beines ein Gewicht, um die Übung zu erschweren.

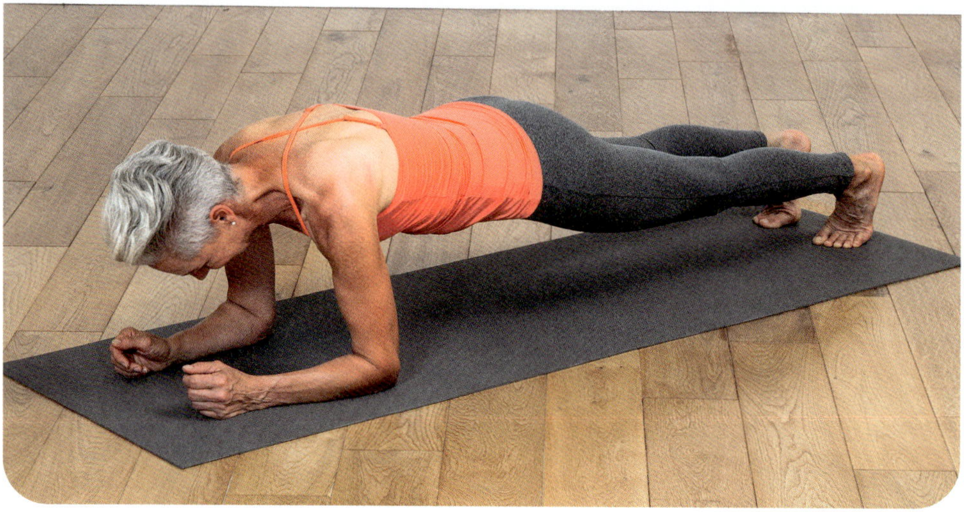

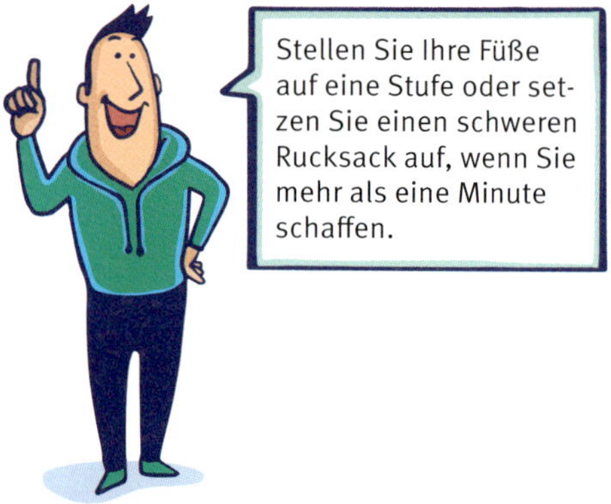

Unterarmstütz

Das wird benötigt: feste Unterlage wie Matte, Decke oder Handtuch

Ausführung: Stützen Sie sich auf Ihre Unterarme und Füße. Die Schultern sind über den Unterarmen. Blicken Sie zum Boden. Spannen Sie den Bauch an. Drücken Sie gleichzeitig die Ellenbogen in den Boden. Kopf, Schultern, Becken und Füße bilden eine Linie. Halten Sie die Position so lange wie möglich.

Häufigkeit: 3-mal so lange wie möglich halten

Wirkung: Es wird schwieriger, die Position zu halten. Sie spüren es im ganzen Körper.

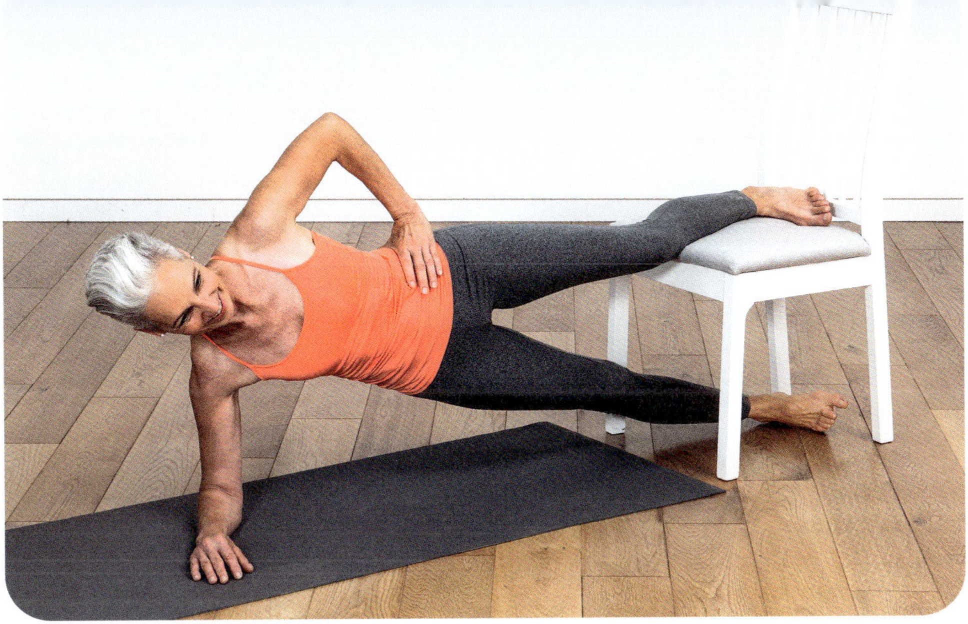

Kopenhagener Stütz

Das wird benötigt: ein Stuhl

Ausführung: Legen Sie Ihr betroffenes Bein auf die Sitzfläche. Das Bein ist im Knie gebeugt und in der Hüfte gestreckt. Ihr gesundes Bein ist ausgestreckt und berührt mit dem äußeren Fußrand den Boden. Stützen Sie sich auf Ihrem Ellenbogen ab und drücken Sie sich aus Ihrer Schulter raus. Ihr Rumpf ist weder nach vorne noch nach hinten gedreht. Ihr Kopf ist in Verlängerung der Wirbelsäule. Halten Sie die Position.

Häufigkeit: Halten Sie die Position dreimal so lange wie möglich.

Wirkung: Es wird schwierig, das Becken zu heben und es brennt am inneren Oberschenkel.

Hinweis: Die Übung ist einfacher, wenn Ihr Oberschenkel mehr am Stuhl aufliegt und wenn Sie sich vor dem Oberkörper mit Ihrem oberen Arm abstützen.

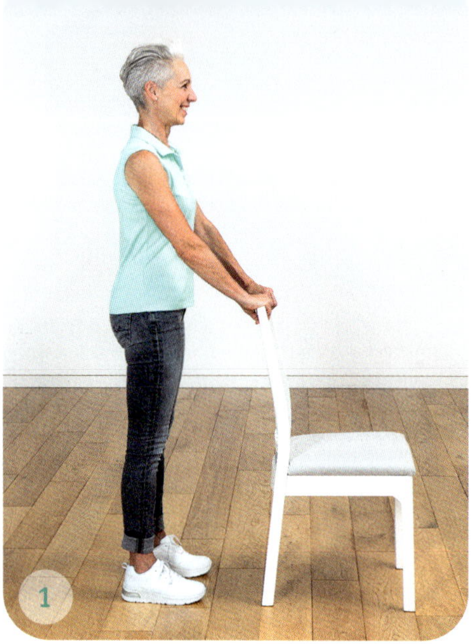

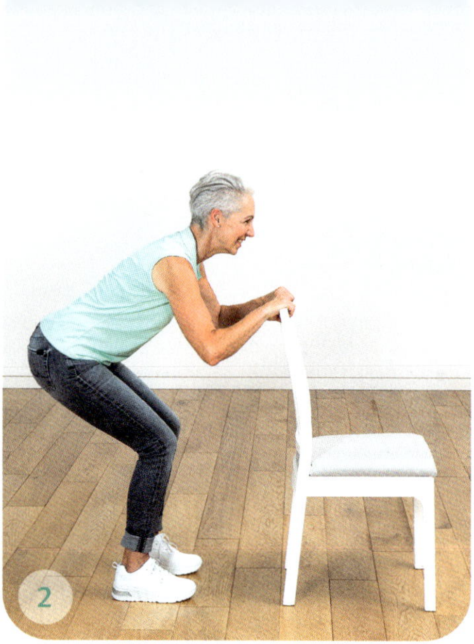

Kniebeugen am Stuhl

Das wird benötigt: ein Stuhl

Ausgangsposition: Stellen Sie sich hinter einen Stuhl und halten Sie sich an der Rückenlehne fest. ❶

Ausführung: Gehen Sie in die Knie ❷ und richten Sie sich wieder auf.

Häufigkeit: Führen Sie dreimal 15 Wiederholungen durch.

Wirkung: Es wird anstrengend, sich wieder aufzurichten und brennt in den vorderen Oberschenkeln.

Slalomlauf

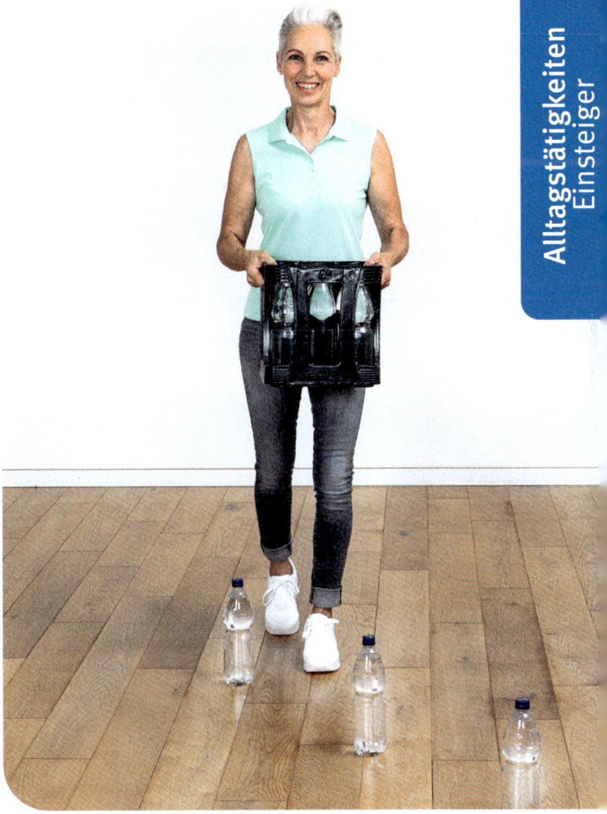

Das wird benötigt: Vier bis fünf Haushaltsgegenstände, zum Beispiel Gießkanne, Eimer und Flasche. Stellen Sie die Haushaltsgegenstände hintereinander auf, sodass Sie gerade noch zwischen ihnen hindurchgehen können.

Ausführung: Gehen Sie im Slalom um die Gegenstände. Tragen Sie bei Bedarf noch etwas Schweres.

Häufigkeit: bis Sie sicher 10-mal hin und her gehen können oder unsicher werden

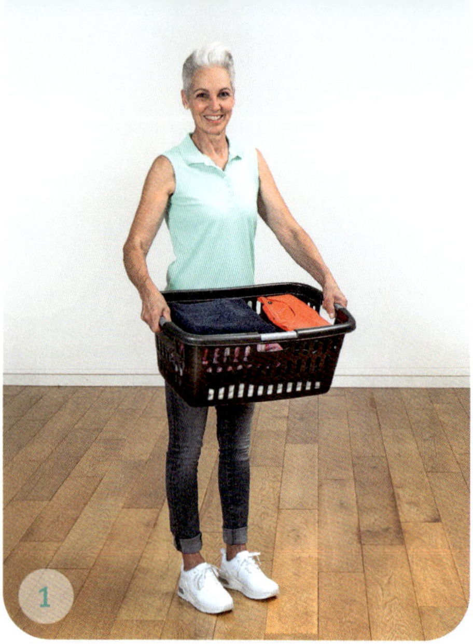

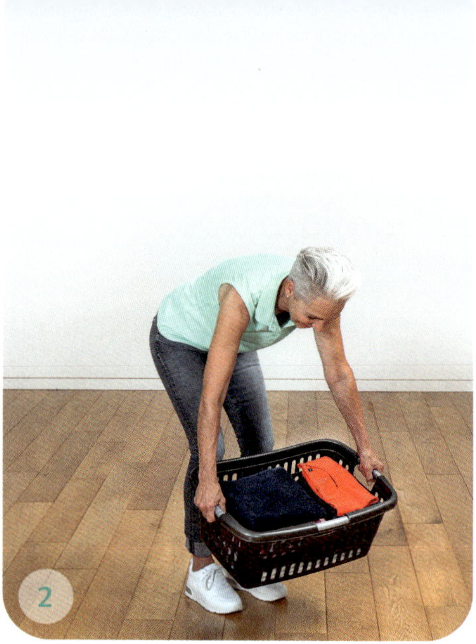

Einkaufs- oder Wäschekorb aufheben

Das wird benötigt: voller Einkaufs- oder Wäschekorb, alternativ eine leere, halbe oder volle Getränkekiste

Ausgangsposition: Stellen Sie sich aufrecht hin und halten Sie den Einkaufs- oder Wäschekorb in beiden Händen. ❶

Ausführung: Stellen Sie den Korb langsam auf den Boden und heben Sie ihn gleich wieder auf. Gehen Sie dabei vor allem mit Ihrem Oberkörper nach vorne, die Knie bleiben fast gestreckt. ❷

Häufigkeit: 3-mal 12 Wiederholungen

Wirkung: Es wird anstrengend, sich wieder aufzurichten und brennt in den hinteren Oberschenkeln.

Wasserkiste tragen

Das wird benötigt: eine leere, halbe oder volle Getränkekiste, alternativ ein voller Einkaufs- oder Wäschekorb (mit nasser oder, wenn es leichter gehen soll, trockener Wäsche)

Ausgangsposition: Stellen Sie sich aufrecht hin und halten Sie die Wasserkiste in beiden Händen.

Ausführung: Gehen Sie mit der Kiste in der Hand etwa 10 Meter.

Häufigkeit: 3-mal 8 Wiederholungen

Wirkung: Die Beine werden müde. Es wird anstrengend, nicht zu humpeln.

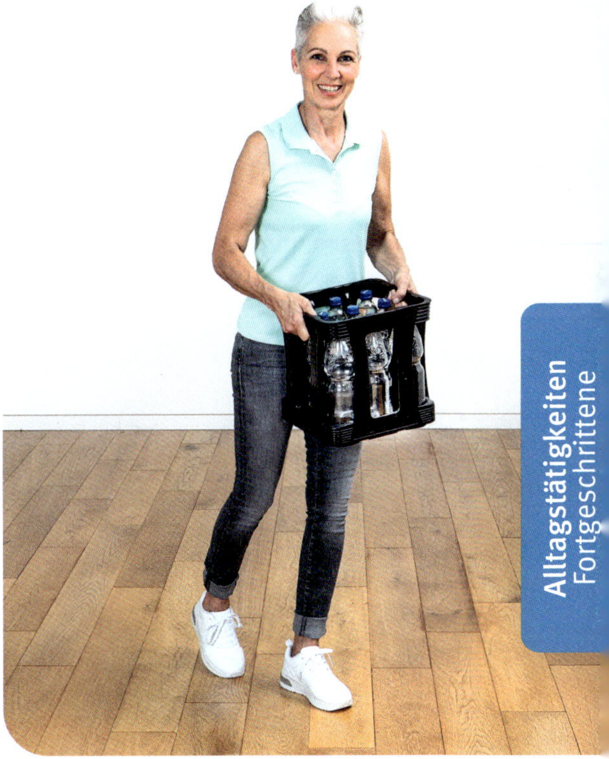

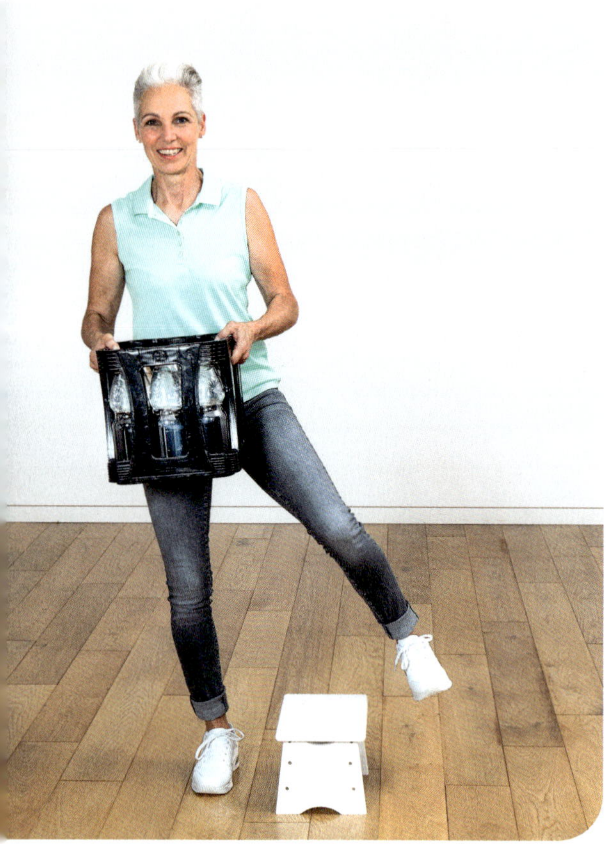

Seitlicher Hindernislauf

Das wird benötigt: Haushaltsgegenstände zum Drübersteigen, mit kleinen Abständen dazwischen, ein Gewicht zum Tragen, z. B. eine Wasserkiste

Ausführung: Steigen Sie seitwärts über die Gegenstände.

Häufigkeit: 3-mal 8 Wiederholungen

Wirkungen: Die Beine werden müde. Es wird schwieriger, über die Gegenstände zu steigen.

Variante

Nehmen Sie höhere und/oder breitere Gegenstände, wenn Sie locker mehr als 8 Wiederholungen schaffen.

Treppe gehen

Das wird benötigt: Treppe, voller Einkaufs- oder Wäschekorb, alternativ ein Werkzeugkoffer

Ausführung: Gehen Sie mit dem Korb in der Hand eine Treppe hoch.

Häufigkeit: Gehen Sie dreimal hoch und runter.

Wirkung: Die Beine werden müde.

Hinweis: Es wird schwerer, wenn Sie zwei Stufen auf einmal nehmen.

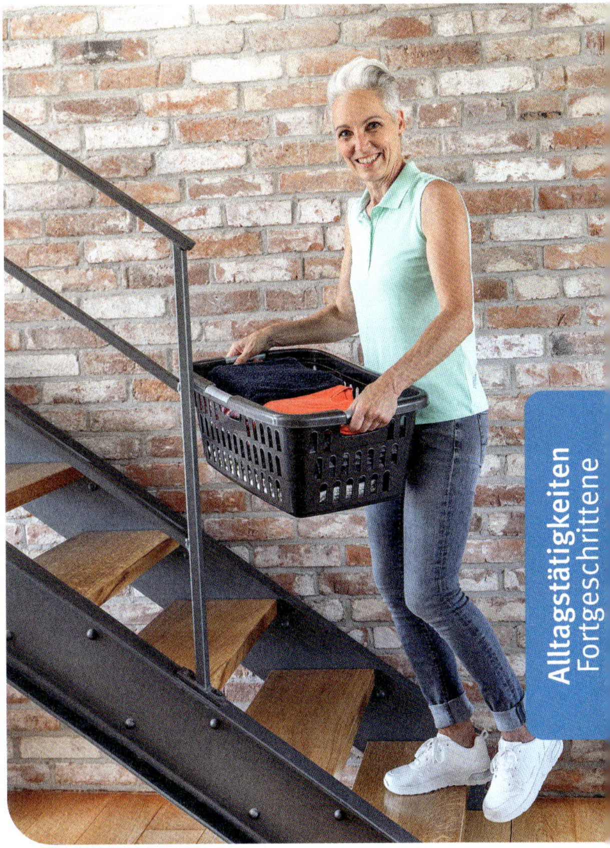

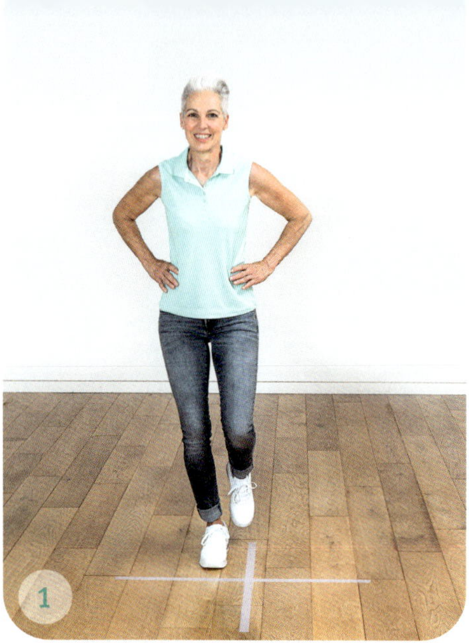

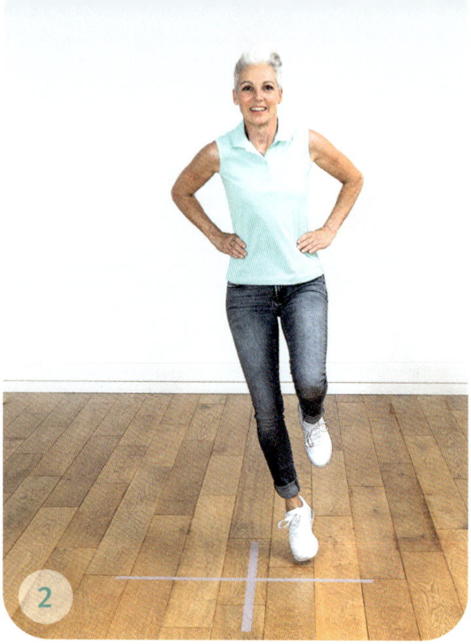

Sprünge

Das wird benötigt: ein Kreuz auf dem Boden, zum Beispiel mittels Kreide

Ausgangsposition: Stehen Sie im hinteren Quadranten vom Kreuz auf Ihrem betroffenen Bein. ❶

Ausführung: Springen Sie über jeden Balken des Kreuzes im Kreis. ❷ Wechseln Sie anschließend die Richtung.

Häufigkeit: 3-mal 8 Wiederholungen

Wirkung: Es wird schwieriger, abzuspringen.

Variante

Geben Sie jedem Quadranten einen Namen, zum Beispiel Rot, Blau, Grün, Gelb. Ein Partner sagt ihnen nun eine Farbe. In diesen Quadranten springen Sie. Je schneller Ihr Partner die Ansage wechselt, desto schwieriger wird es für Sie.

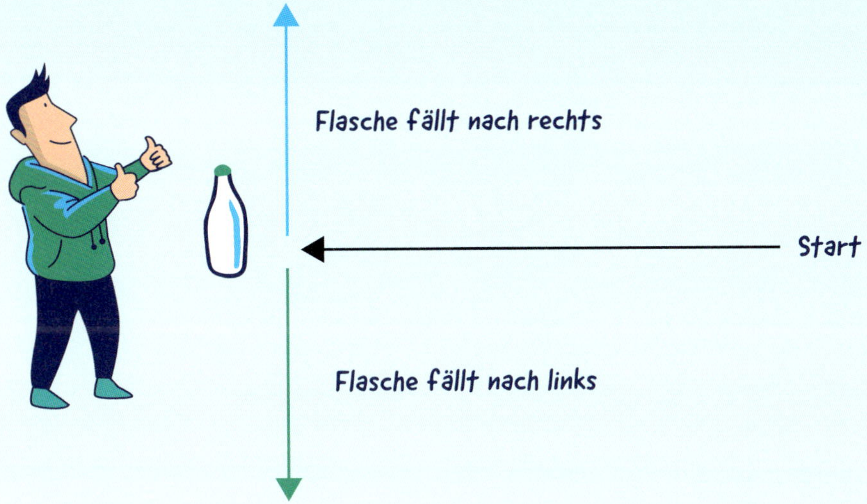

Schnelle Richtungswechsel

Das wird benötigt: eine leere Flasche, einen Trainingspartner

Ausgangsposition: Stehen Sie 6 bis 8 Meter von Ihrem Trainingspartner entfernt. Dieser hat vor sich eine leere Flasche stehen.

Ausführung: Sprinten Sie gerade auf Ihren Trainingspartner zu. Dieser stößt die Flasche, kurz bevor Sie bei Ihm sind, zur Seite um. Fällt die Flasche nach links, biegen Sie sofort nach links ab. Fällt die Flasche nach rechts, biegen Sie sofort nach rechts ab.

Häufigkeit: bis Sie langsamer werden

Wirkung: Sie werden langsamer und brauchen länger, um die Richtung zu wechseln.

Hinweis: Führen Sie die Übung nicht nur auf einem glatten Untergrund, sondern auch auf einer Wiese oder im Wald durch.

Trainingstagebuch

Dokumentieren Sie Ihre Fortschritte in Ihrem Trainingstagebuch. Ziehen Sie nach 8 Wochen eine Zwischenbilanz und passen Sie Ihr Trainingsprogramm an.

Aktueller Stand

Alltagsziel: ______________________________

Aktueller Stand: ______________________________

Was ist Ihr Alltagstraining? ______________________________

Wert beim Hip Outcome Score: ______________________________

Training

Alltagstraining Tragen Sie Ihre Fortschritte mit Datum ein.

Woche	1	2	3	4	5	6	7	8
Fortschritt (Höhe/ Gewicht/...)								

Übungen Tragen Sie in der linken Spalte Ihre Übungen ein – egal ob aus dem Bereich Beweglichkeit, Gleichgewicht, Kraft oder Alltagstätigkeiten. Tragen Sie rechts Ihre Fortschritte in der jeweiligen Woche ein – zum Beispiel Bein bis 90° heben, 10 Sekunden Einbeinstand, 3-mal 10 Kniebeugen am Stuhl, 2 Durchgänge Sprünge über Kreuz

Übung \ Woche	1	2	3	4	5	6	7	8
1								
2								
3								
4								

Neuer Stand nach 8 Wochen Training

Altes Alltagsziel:
- ☐ erreicht
- ☐ nicht erreicht

Neues Alltagsziel: ____________________

Aktueller Stand: ____________________

Was ist Ihr Alltagstraining? ____________________

Hip Outcome Score: ____________________

Im Optimalfall führen Sie jetzt auch die anderen Hüfttests erneut durch und Sie beginnen mit einem neuen Übungsplan.

Literaturverzeichnis

Das Literaturverzeichnis finden Sie online zum Download unter extras.thieme.de/trias.htm

Stichwortverzeichnis

Empfehlungen von Volker Sutor und Saskia Kayser

Hüft-Zuggerät für zu Hause:
www.flextrainer.eu

Wissenschaftlich aktuelles und hochwertiges Wissen zu akuten und chronischen Schmerzen:
www.retrainpain.org

Fragebögen aus dem Buch sowie interessante Infoblätter:
gesundheitsrondell.de/downloads

Kostenloser Hüftpräventionskurs:
https://buch.huefte.physiofit.app

Bibliografische Information der Deutschen Nationalbibliothek
Die Deutsche Nationalbibliothek verzeichnet diese Publikation in der Deutschen Nationalbibliografie; detaillierte bibliografische Daten sind im Internet über dnb.d-nb.de abrufbar.

Programmplanung: Celestina Filbrandt
Projektmanagement: Manuela Hunfeld
Redaktion: Dr. Sabine Klonk
Bildredaktion: Marie Crämer
Covergestaltung: © Thieme
Layout: CYCLUS · Visuelle Kommunikation, Stuttgart

Bildnachweis:
Covermotiv und Bild S. 3: © H. Münch/Thieme
Porträtbilder S. 2 und Fotos im Innenteil: © H. Münch/Thieme
Zeichnungen S. 32, 42, 44, 49, 58, 112, 155 und alle Coachgrafiken: Susi Schaaf, Bellheim
Die abgebildeten Personen haben in keiner Weise etwas mit dem Thema zu tun.

1. Auflage 2026

TRIAS Verlag in Georg Thieme Verlag KG
Oswald-Hesse-Straße 50, 70469 Stuttgart

Satz: Fotosatz Buck, Kumhausen
Repro: LUDWIG:media GmbH, Zell am See
Druck: AZ Druck und Datentechnik GmbH, Kempten

Gedruckt auf chlorfrei gebleichtem Papier
Printed in Germany

ISBN 978-3-432-12089-8
eISBN (ePub) 978-3-432-12090-4

1 2 3 4 5 6

MIX
Papier | Fördert gute Waldnutzung
FSC® C008457
FSC www.fsc.org

Unsere Umwelt ist uns wichtig!
Papier aus nachhaltigen und kontrollierten Quellen
Druck in Deutschland mit kurzen Lieferwegen
Druckereien mit hohen Ansprüchen an Ökologie

TRIAS, einer der führenden Ratgeberverlage im Bereich Gesundheit, gehört zur Thieme Gruppe, marktführender Anbieter medizinischer Fachinformationen und Services. Anspruch der Thieme Gruppe ist es, den im Gesundheitswesen tätigen Berufsgruppen sowie allen an Gesundheit Interessierten genau die Informationen und Angebote bereitzustellen, die sie in einer bestimmten Arbeitssituation oder Lebensphase benötigen. Durch die hohe Qualität und zielgruppenspezifische Relevanz der angebotenen Leistungen bereitet Thieme den Weg für eine bessere Medizin und mehr Gesundheit im Leben.

Thieme